TECHNIQUES ET MÉTHODES DE RECHERCHE EN SANTÉ PUBLIQUE

Sous la direction de
Akory AG IKNANE

TECHNIQUES ET MÉTHODES DE RECHERCHE EN SANTÉ PUBLIQUE

Préface du Pr Hamadoun SANGHO

L'Harmattan
Mali

ACI2000 Bamako - Immeuble Jean-Marie CISSE - Bureau 10
Tél. : +223 76 43 00 66 /+223 66 89 33 72
www.harmattanmali.com

Couverture et mise en page : Coco Joyce

ISBN : 978-2-336-60701-6

EAN : 9782336607016

ÉQUIPE DE RÉDACTION

Akory AG IKNANE, Professeur titulaire de santé publique-Nutrition, Responsable du Master Nutrition à la Faculté de Médecine et d'Odontostomatologie de Bamako, consultant OMS pour les urgences sanitaires, le renforcement du système de santé, la formation, la recherche et l'innovation, Président du Réseau Malien de Nutrition (REMANUT), Secrétaire général de la Société Malienne de Santé Publique (SOMASAP) et Rédacteur en chef de la Revue scientifique, *Mali Santé Publique*, ancien Directeur Général de l'Institut National de Santé Publique (INSP), de l'Agence Nationale pour la Sécurité Sanitaire des Aliments (ANSSA) et de L'Agence Nationale d'Investissement des collectivités Territoriales du Mali (ANICT) – Bamako (Mali). Il est auteur de près 80 publications scientifiques dans les revues à comité de lecture et auteur de sept livres publiés, dont celui-ci est le huitième.

Fatou DIAWARA, Maître de conférences en Epidémiologie, Médecin chercheur à la Faculté de Pharmacie, (FAPH), Université des Sciences des Techniques et des Technologies de Bamako (USTTB), Chef de département recherche à l'Institut National de Santé Publique (INSP), Ex-Chef de département surveillance épidémiologique à l'Agence Nationale de la Sécurité Sanitaire des Aliments (ANSSA) du Ministère de la Santé et du Développement social (MSDS), Bamako (Mali).

Adama DIAWARA, Maître de Conférences honoraire en Santé Publique, Précédemment responsable de l'enseignement de la planification, la gestion et l'évaluation des programmes de santé à la Médecine et d'Odonto-Stomatologie du Mali, Ancien cadre de l'OMS, bureau pays du Mali ; Secrétaire général du Ministère de la santé et du développement social, de l'Agence Nationale d'Evaluation des Hôpitaux (ANEH), des urgences sanitaires au Centre national d'Appui à la Lutte contre la Maladie.

Seydou DOUMBIA, Professeur titulaire d'Epidémiologie, Doyen de la Faculté de Médecine et d'Odonto-Stomatologie du Mali, Chef de l'Unité de recherche clinique UCRC, Responsable du Master d'Epidémiologie du Département d'Enseignement et de Recherche en Santé Publique, FMOS, Université des Sciences des Techniques et des Technologies de Bamako (USTTB), Bamako (Mali).

Bakary DIARRA, Maître assistant en Santé Publique à la Faculté de Médecine et d'Odonto-Stomatologie du Mali, spécialiste en assurance qualité des services, assurant l'enseignement des politiques et systèmes de santé, de l'évaluation et gestion des programmes de santé, actuellement chef du département Nutrition et sécurité sanitaire des Aliments à l'Institut national de Santé Publique, précédemment Secrétaire général du Ministère de la santé et du Développement Social et de l'Agence Nationale d'Evaluation des Hôpitaux (ANEH).

PRÉFACE

La recherche en santé publique constitue l'un des piliers essentiels de la gouvernance sanitaire et du développement des systèmes de santé. Elle permet de produire des connaissances fiables, de documenter les déterminants de la santé, et d'orienter les politiques et interventions vers une efficacité accrue et une équité renforcée. Dans un contexte marqué par la complexité des enjeux sanitaires et sociaux, la maîtrise des méthodes et techniques de recherche devient une exigence incontournable pour les chercheurs, les praticiens et les décideurs.

Cet ouvrage a pour ambition de fournir un cadre méthodologique rigoureux et structuré, destiné à accompagner la formation académique et l'action institutionnelle. Il présente de manière systématique les approches quantitatives et qualitatives, les principes d'échantillonnage, les outils de collecte et d'analyse des données, ainsi que les normes éthiques et déontologiques qui encadrent la recherche en santé publique. Chaque chapitre est conçu pour articuler les fondements théoriques avec des applications pratiques, afin de répondre aux besoins des apprenants, des enseignants et des professionnels impliqués dans la production et l'utilisation des savoirs scientifiques.

Au-delà de l'acquisition de compétences techniques, ce manuel invite à une réflexion sur la responsabilité institutionnelle et citoyenne de la recherche. En effet, la production de données probantes ne se limite pas à un exercice académique : elle constitue un instrument stratégique pour la planification, l'évaluation et l'amélioration des politiques de santé.

L'auteur principal en proposant une synthèse claire et opérationnelle des méthodes et techniques de recherche, aspire à renforcer la capacité des acteurs à transformer les problématiques de santé publique en solutions fondées sur l'évidence scientifique. Il s'inscrit ainsi dans la mission académique de former des professionnels compétents, capables de contribuer à l'édification de systèmes de santé plus performants et plus justes.

La conception de cet ouvrage s'inscrit dans la continuité de l'engagement du Professeur Akory Ag IKNANE en tant qu'enseignant chercheur dans les Facultés de médecine et de Pharmacie du Mali, acteur des réformes sectorielles et facilitateur de collaborations multi-acteurs et multisectorielles. Fort de mon expérience dans l'élaboration de plans stratégiques, de cadres juridiques et d'outils opérationnels, l'auteur a souhaité mettre à la disposition de la communauté académique et institutionnelle un manuel qui conjugue rigueur scientifique et utilité pratique. Ce travail reflète une conviction profonde du Professeur Akory : la recherche en santé publique doit être à la fois un instrument de formation, un levier de gouvernance et un vecteur de transformation sociale.

En proposant une synthèse claire et opérationnelle des méthodes et techniques de recherche, ce livre aspire à renforcer la capacité des acteurs à transformer les problématiques de santé publique en solutions fondées sur l'évidence scientifique. Il s'inscrit ainsi dans la mission académique de former des professionnels compétents, capables de contribuer à l'édification de systèmes de santé plus performants et plus justes.

Professeur Hamadoun SANGHO

Professeur titulaire de Santé Publique
Chef du DER en Santé Publique de la Faculté de Médecine
et d'Odonto-Stomatologie de Bamako, Mali

SIGLES ET ABRÉVIATIONS

ANEH	Agence Nationale d'Evaluation des Hôpitaux
ANICT	Agence Nationale d'Investissement des Collectivités Territoriales
ANSSA	Agence Nationale de la Sécurité Sanitaire des Aliments
CDC	National Center for Deseases Control
CPN	Consultation Prénatales
E	Exposition
E-	Exposé non malade
E+	Exposé Malade
ECR	Essai comparatif Randomisé
FAPH	Faculté de Pharmacie
FMOS	Faculté de Médecine et d'Odontostomatologie
I	Incidence
IC	Intervalle de Confiance
IE	Incidence chez les exposés
INE	Incidence chez les non Exposés
INSP	Institut National de Santé Publique
M-	Non Malade
M+	Malade
MAM	Malnutrition Aigüe Modérée
MAS	Malnutrition Aigue Sévère
NCHS	National Center For health ans Statistic
OMS	Organisation Mondiale de la Santé
OR	Odd Ration ou Rapport de cote
PEV	Programme Elargie de Vaccination
REMANUT	Réseau Malien de Nutrition
RR	Risque Relatif
RRE	Risque Relatif chez les Exposés
RRNE	Risque Relatif chez les non Exposés
RRR	Reduction du Risque Relatif
SOMASAP	Société Malienne de Santé Publique

TEE	Taux d'Evènement dans le groupe Expérimental
TET	Taux d'Evènement dans le groupe Témoin
TIAC	Toxi-infection alimentaire collective
USTTB	Université des Sciences, des Techniques et des Technologies

CHAPITRE I :

MÉTHODES DE RECHERCHE EN SANTÉ PUBLIQUE

LES MÉTHODES DE RECHERCHE SCIENTIFIQUES

Définition de la recherche

La recherche consiste en une quête des connaissances au moyen d'une enquête, d'une étude ou d'une expérimentation conduite avec application dans le but de découvrir et d'interpréter des connaissances nouvelles (1). La méthode scientifique est un ensemble systématique de procédures et de techniques relatives à l'exécution d'une étude ou d'une expérience destinée à acquérir de nouvelles connaissances. Dans le contexte de ce manuel, la recherche et les méthodes scientifiques peuvent être considérées comme une suite d'interrogations décisives conduisant à la découverte de faits ou d'informations qui améliore notre compréhension de la santé et des maladies de l'être humain.

But et Mode de la Connaissance scientifique

Les buts de la science sont d'expliquer, prédire et, éventuellement, contrôler les phénomènes naturels. L'explication se réfère à l'insertion des comportements, des manifestations et les variations observables d'un phénomène dans un modèle causal, mécaniste à la limite, selon la doctrine courante du déterminisme (7).

L'observation et l'expérimentation sont les modes privilégiés de l'élaboration du savoir scientifique, ce qui n'exclue pas la réflexion, l'induction et la déduction. L'étude scientifique d'un phénomène procède ordinairement par approximations successives, en fonction de l'initiative et du talent des chercheurs ainsi que des conditions qui peuvent ou non favoriser leurs efforts.

On peut identifier un schéma général, un paradigme d'étude scientifique, qui comporterait les étapes suivantes :

1. Établissement d'un fait ou d'un ensemble de faits d'observation ;
2. Intuition d'une hypothèse explicative ou rattachement à un modèle explicatif (ou théorie) ; 3) préparation d'un devis et d'un dispositif d'expérimentation (ou de démonstration) ;
3. Expérimentation et mesure ;
4. Compilation et interprétation des résultats ; 6) retour inductif/déductif sur le modèle explicatif.

LES GRANDES ÉTAPES DE LA RECHERCHE SCIENTIFIQUE

Une bonne démarche scientifique comporte plusieurs phases qu'il convient de suivre scrupuleusement pour bien réaliser et mener à terme la recherche (7). Il s'agit d'un processus qui est méthodique et rigoureux. Les étapes de la démarche scientifique sont les suivantes.

1. L'observation

Tout sujet d'étude ou de recherche commence par une observation d'un phénomène, un questionnement, un problème ou un besoin. Cette observation ou ce questionnement peut être basé sur des expériences, des faits, des modèles, des théories, des représentations ou des croyances. Les observations doivent être objectives et sans biais, de plus, cette étape détermine la direction que prendra l'étude ou la recherche.

2. L'élaboration d'une hypothèse

Une hypothèse permet de proposer une piste de réponse à l'observation. Cette une étape importante puisqu'elle guide la recherche avec une réponse provisoire. Pour élaborer une hypothèse, il faut avoir compris le contexte de l'étude en ayant réalisé une revue de littérature ou une étude des connaissances actuelles (7). Il faut ensuite identifier la question de recherche, les variables, puis élaborer une hypothèse testable, c'est-à-dire qui propose une relation entre deux variables et qui pourra être vérifiée si elle est vraie ou fausse.

On peut élaborer deux hypothèses : une hypothèse nulle et une hypothèse alternative. La première propose qu'il n'y ait aucun lien entre les variables étudiées, tandis que l'hypothèse alternative propose une relation spécifique entre les variables d'étude.

3. La conduite d'une expérience

La troisième étape de la recherche scientifique est la conduite de l'expérience. Pour tester les hypothèses, il faut concevoir l'expérience ou l'étude. Il est important de bien planifier la conduite de l'expérience afin d'amasser des données justes et réalistes, tout en tenant compte des biais et risques potentiels.

Ainsi, il faut définir les variables dépendantes et indépendantes. Il faut ensuite choisir la méthode de recherche scientifique qui permettra de savoir si on doit réaliser des sondages, des enquêtes de terrain, des entretiens, des expériences en laboratoire ou autre. Il est pertinent de réfléchir à un plan détaillé sur les procédures à mettre en œuvre. Il faut aussi planifier la manière dont on collectera les données, quelles mesures on souhaite prendre et comment recueillir et enregistrer les informations. La description aussi détaillée que possible de ce processus devrait permettre d'être reproduit par d'autres chercheurs.

4. La récupération des données

La récupération des données consiste à mettre en application le plan qui a été déterminé à l'étape précédente. Les expériences, enquêtes ou autres méthodes scientifiques de collectes de données sont alors réalisées. Il est important de bien enregistrer les résultats et données avec l'aide de techniques appropriées et de manière organisée afin de faciliter l'étape suivante.

5. L'interprétation des données

L'interprétation des données se résume en une analyse factuelle des données quantitatives ou qualitatives. La phase analytique est la partie centrale de la démarche scientifique. Elle permet de vérifier l'hypothèse de départ. En fonction de la nature des données et de la question de recherche, les données peuvent être interprétées de différentes manières.

Cela peut se faire à l'aide des tests statistiques, des analyses de variance, des graphiques, etc. L'équipe de chercheurs doit interpréter les tendances et les corrélations de manière objective et juste. Les outils de visualisation peuvent faciliter la méthode de collecte des données en les rendant plus compréhensibles. Il est possible que plusieurs analyses et tests doivent être réalisés pour confirmer ou infirmer les hypothèses.

6. La conclusion et la publication d'articles

Une fois que les données issues de la collecte ont été interprétées, la prochaine étape est la conclusion de l'étude. Il s'agit de faire un bref résumé des conclusions et résultats de l'étude et de répondre à la question de recherche. Une conclusion contient aussi une ouverture à élargir la recherche en raison des limites de l'étude actuelle. On y trouve aussi des recommandations pratiques ou théoriques. Il est aussi important de planifier la manière de communiquer l'étude dans des publications, des rapports, des présentations, des conférences, des articles de revues scientifiques, ou tout autre moyen pertinent.

7. Le partage des résultats avec la communauté scientifique

Le partage des résultats avec d'autres scientifiques permet de s'assurer que notre démarche a bien été réalisée et est reproductible. Cela permet de valider les résultats et ainsi de démontrer que l'étude est fiable. Ainsi, partager les données brutes à d'autres chercheurs pour avoir leur validation ou leurs révisions est une étape très importante.

8. Répéter l'expérience (si nécessaire)

La démarche scientifique doit pouvoir être répétée et obtenir les mêmes résultats ou presque. Ainsi, à la suite d'une première étude, il peut être nécessaire ou pertinent de répéter l'expérience pour adapter l'approche si de nouveaux facteurs entrent en jeu. Les découvertes ou les résultats peuvent avoir suscité d'autres questions qui méritent d'être répondues.

En conclusion, la recherche scientifique est un processus en plusieurs étapes. De l'observation, à la question, à l'hypothèse, puis de la collecte des données à leurs analyses, il est important de bien planifier et réfléchir pour s'assurer que la problématique soit pertinente et que la recherche soit fiable et reproductible.

Éthique et recherche en Santé Publique

Les normes éthiques et déontologiques dans le domaine de la recherche en santé publique occupent une place centrale dans la production de connaissances utiles à la gouvernance sanitaire, à la planification des politiques et à l'amélioration des interventions. Parce qu'elle implique des individus, des communautés et des institutions, elle doit être conduite dans le respect de normes éthiques et déontologiques strictes, garantes de la crédibilité scientifique et de la légitimité sociale.

Principes éthiques fondamentaux de la recherche en santé publique

La recherche en santé publique repose sur un ensemble de principes éthiques universellement reconnus, qui visent à protéger les individus et les communautés, tout en garantissant la pertinence et la légitimité des travaux scientifiques. Ces principes trouvent leur origine dans des textes fondateurs tels que le Code de Nuremberg (1947), la Déclaration d'Helsinki (1964, révisée) et les directives du Conseil des Organisations Internationales des Sciences Médicales (CIOMS). Ces principes comprennent :

1. Le respect de la dignité humaine

- Toute recherche doit protéger l'intégrité physique, psychologique et sociale des participants.
- Chaque participant est considéré comme une personne à part entière, dotée de droits inaliénables.
- Toute forme de coercition, de manipulation ou d'exploitation est proscrite.

2. Consentement éclairé

- La participation doit être volontaire, fondée sur une information complète et compréhensible.

- Les chercheurs ont l'obligation d'expliquer les objectifs, les méthodes, les risques et les bénéfices de l'étude.
- Le consentement doit être obtenu librement, documenté et renouvelé si les conditions de la recherche évoluent.

3. Bienfaisance et non-malfaisance

- Bienfaisance : maximiser les bénéfices attendus pour la santé publique et pour les participants.
- Non-malfaisance : éviter tout préjudice inutile, réduire les risques au minimum et prévoir des mesures de protection.
- Les protocoles doivent inclure des mécanismes de suivi et de prise en charge en cas d'effets indésirables.

4. Justice et équité

- Assurer une répartition équitable des bénéfices et des charges de la recherche.
- Éviter l'exploitation des populations vulnérables (enfants, personnes âgées, minorités, communautés défavorisées).
- Garantir que les résultats profitent aux communautés concernées et ne renforcent pas les inégalités sociales ou sanitaires.

5. Respect des valeurs culturelles et sociales

- La recherche doit être adaptée aux contextes locaux et tenir compte des normes sociales, culturelles et religieuses.
- Les chercheurs doivent dialoguer avec les communautés pour favoriser l'acceptabilité et la pertinence des études.

- L'intégration des savoirs locaux et des pratiques traditionnelles peut enrichir la recherche et renforcer la confiance.

6. Transparence et responsabilité

- Les chercheurs doivent rendre compte de leurs méthodes et résultats de manière claire et accessible.
- Les données doivent être partagées avec les institutions et les communautés concernées, dans le respect de la confidentialité.
- La responsabilité éthique implique une redevabilité vis-à-vis des participants, des bailleurs et de la société.

7. Enjeux et vigilance

La mise en œuvre de ces normes n'est pas exempte de défis. Les pressions institutionnelles ou financières peuvent compromettre l'indépendance des chercheurs. Les inégalités d'accès aux bénéfices de la recherche peuvent fragiliser la justice sociale enfin, la mondialisation des études impose une harmonisation des standards éthiques tout en respectant les spécificités locales.

Ces principes éthiques fondamentaux forment un cadre qui dépasse la simple réglementation. Ils incarnent une responsabilité morale et sociale. Leur respect garantit que la recherche en santé publique soit non seulement scientifiquement valide, mais aussi socialement juste et humainement respectueuse. Les normes éthiques et déontologiques en santé publique incarnent une responsabilité collective. Elles garantissent que la recherche ne soit pas seulement un exercice académique, mais un instrument de gouvernance, de justice et de progrès social. Leur respect est indispensable pour former des professionnels compétents, crédibles et engagés dans la construction de systèmes de santé plus performants et plus équitables.

CATÉGORIES DE RECHERCHES

LA RECHERCHE EMPIRIQUE ET LA RECHERCHE THÉORIQUE

L'approche philosophique de la recherche est fondamentalement de deux types : empirique et théorique. Les recherches dans le domaine de la santé sont principalement de nature empirique, c'est-à-dire qu'elles sont fondées plus sur l'observation et l'expérience que sur la théorie et l'abstraction (1). La recherche épidémiologique, par exemple, dépend de la collecte systématique d'observations sur des phénomènes de santé spécifiques au sein d'une population définie (1). De plus, même dans l'abstraction de modèles mathématiques, aucun progrès dans la compréhension de l'apparition et de la cause des maladies n'est possible sans comparer les constructions théoriques avec la situation réelle observée dans la population (1). La recherche empirique et la recherche théorique se complètent pour développer la compréhension des phénomènes, pour prévoir des événements futurs, ainsi que pour prévenir des événements nuisibles au bien-être général de la population concernée (1).

La recherche empirique dans le domaine de la santé peut être de nature qualitative ou quantitative. En règle générale, cette recherche concerne des informations de nature quantitative qui seront développées exclusivement de ce type de recherche. Pour la plus grande part, il s'agit de l'identification de la population concernée, les caractéristiques (variables) des individus (unités) composant cette population, et l'étude de la variabilité de ces caractéristiques parmi les individus de la population. Ainsi, dans cette recherche empirique, la quantification est réalisée par trois procédures numériques associées : (a) mesure des variables ; (b) estimation des paramètres de la population (paramètres de la distribution de probabilité qui reflète la variabilité des observations dans la

population) ; et (c) le test statistique des hypothèses, c'est-à-dire, l'estimation de la part liée au "hasard" dans les écarts observés parmi les individus ou les groupes étudiés.
La prise en compte du hasard ou de la probabilité est déterminante dans la recherche biologique. Elle est à la base du plan de recherche. Pour en assurer la validité, ce plan de recherche doit tenir compte, avant toute autre chose et en permanence, du rôle du hasard. Ce sont les méthodes statistiques qui permettent de respecter les lois de probabilité au cours de l'étude, d'analyser et d'interpréter correctement les résultats. La statistique est l'outil qui permet à la recherche dans le domaine de la santé d'être empirique plutôt qu'abstraite. Elle permet de confirmer les constatations au moyen d'observations et d'expérimentations supplémentaires.

LA RECHERCHE FONDAMENTALE ET LA RECHERCHE APPLIQUÉE

Du point de vue fonctionnel, la recherche peut être fondamentale (ou pure) ou appliquée. On considère d'habitude que la recherche fondamentale se consacre à l'acquisition des connaissances sans but défini d'utilité ou d'objet spécifique (1). La recherche appliquée découle d'un problème et elle est dirigée pour résoudre un problème existant. Le bien-fondé et les bénéfices relatifs pour la société de la recherche fondamentale ou appliquée sont continuellement l'objet de controverses (1). Certains prétendent que la science, qui dépend beaucoup des contributions de la société, devrait se consacrer directement à résoudre les problèmes relatifs à l'homme, tandis que d'autres estiment que la recherche scientifique est la plus productive lorsqu'elle est entreprise librement et que les plus grands progrès dans les sciences résultent de la recherche pure fondamentale ou appliquée. Il est généralement admis qu'il faut un bon équilibre entre les deux types de recherche Les sociétés plus riches et plus avancées techniquement sont en mesure de soutenir la recherche fondamentale en plus grande proportion que les sociétés ayant moins de ressources disponibles.

LA TRIANGULATION DE LA RECHERCHE EN MATIÈRE DE SANTÉ.

Que la recherche dans le domaine de la santé soit empirique ou théorique, fondamentale ou appliquée, il existe encore une autre façon de la classer dans trois catégories opérationnelles liées entre elles - biomédicale, services de santé, comportementale - pour constituer ce que l'on appelle le triangle de la recherche en matière de santé. La recherche biomédicale comprend essentiellement les études fondamentales sur les processus au niveau de la cellule ; la recherche en santé concerne les problèmes liés à l'environnement de l'homme et leurs effets au niveau cellulaire : la recherche sur le comportement étudie l'interaction entre l'homme et l'environnement, de façon à refléter les croyances, les attitudes et les habitudes de l'individu dans la société.

LES FONDEMENTS SCIENTIFIQUES DE LA RECHERCHE (1).

La nature de la connaissance scientifique se fonde sur la connaissance et le savoir scientifiques qui se distinguent des autres savoirs ou autres types de connaissance. Plusieurs critères de distinction peuvent être mentionnés, dont aucun ne suffit à lui seul à savoir (i) la connaissance scientifique doit d'abord être empirique, émaner de phénomènes sensibles, se rapporter à une réalité tangible, objective et observable, être confirmée par répétition ; (ii) la démarche de connaissance doit être systématique foncièrement désintéressée (notamment quant à ses retombées), critique et, elle s'appuie généralement sur le principe du déterminisme strict ou statistique) ; (iii) Enfin, la science étant du domaine public, l'expérience de connaissance et ses contenus principaux doivent pouvoir être exhaustivement décrits, communiqués et reproduits. L'explication scientifique de la nature et de ses phénomènes tient à une idéologie implicite et assez contraignante. Cette idéologie peut se traduire en quelques principes épistémologiques : le rationalisme, le déterminisme, l'empirisme, le matérialisme. Chaque phénomène, chaque variation observée est attribuable à l'action probable de certains facteurs principaux en plus d'une fluctuation aléatoire plus ou moins grande, qu'on espère réduire mais qu'il est impossible d'annuler.

Les modèles d'explication proposés dans les sciences humaines (sociologie, psychologie), certains modèles en biologie, les phénomènes stochastiques (économie, démographie, météorologie, etc.), s'y retrouvent mieux dans cet accommodement du principe de causalité, de falsifiabilité, de parcimonie et de cohérence.

Les principes des études scientifiques

Les études scientifiques utilisent plusieurs principes de base dans le domaine de la recherche (1,7).

L'Ordre.

Pour parvenir aux conclusions, la méthode scientifique diffère du "sens commun" en ce qu'elle utilise l'observation organisée d'entités ou d'événements qui sont classés ou ordonnés sur la base de propriétés et de comportements communs. C'est la fréquence des propriétés et des comportements communs qui permet les prévisions, conduisant en dernier ressort à des lois.

L'Inférence et le hasard.

Le raisonnement, ou l'inférence, est la force qui permet les avances dans la recherche. Dans le contexte de la logique, cela signifie qu'un énoncé ou une conclusion doit être accepté parce qu'un ou plusieurs autres énoncés ou prémisses (évidence) sont vrais. Des suppositions, des présomptions ou des théories peuvent être ainsi développées par inférence selon une construction minutieuse, en vue de postuler des hypothèses à tester. Le test d'hypothèses est la méthode de base pour faire avancer les connaissances dans les sciences.

Deux approches ou raisonnements distincts s'imposent dans le développement des inférences : déductif et inductif. Dans la déduction, la conclusion résulte nécessairement des prémisses, comme dans le syllogisme (tout A est B, tout B est C, donc tout A est C) ou les équations algébriques. La déduction se distingue par le fait qu'elle va du général au particulier et qu'elle ne tolère aucun élément de hasard ou d'incertitude. Les inférences déductives conviennent donc tout particulièrement à la recherche théorique.

Étant essentiellement empirique, la recherche en matière de santé repose presque entièrement sur des raisonnements par induction. La conclusion ne résulte pas nécessairement des prémisses ou de l'évidence (faits). On peut dire seulement que la conclusion est plus probablement valide si les prémisses sont vraies, c'est-à-dire, qu'il y a une possibilité d'avoir les prémisses vraies mais la conclusion fausse. Il faut donc tenir compte de tous les effets du hasard. Par ailleurs le raisonnement inductif se distingue par le fait qu'il va du particulier vers le général, donc il construit.

L'Évaluation de la probabilité.

L'exigence décisive pour assurer la validité du plan de recherche, est l'évaluation de la probabilité du début à la fin. Les éléments du plan les plus notables qui doivent assurer l'intégrité de la probabilité et la prévention de biais, sont les suivants : échantillonnage représentatif, randomisation dans la sélection des groupes d'étude, maintien de groupes de comparaison servant de témoins, expériences et sujets traités en double aveugle, et utilisation de méthodes statistiques de probabilité dans l'analyse et l'interprétation des résultats.

La probabilité est une mesure de l'incertitude ou de la variabilité des caractéristiques parmi les individus d'une population. Si l'on observe une population entière, le calcul des fréquences relatives des variables fournit toute l'information sur la variabilité. Si nous observons seulement un échantillon d'individus tiré de la population, l'inférence de l'échantillon vers la population (extrapolation du particulier au général), impliquera l'identification des probabilités des événements en cours d'observation, ainsi que le recours aux lois de probabilité qui nous permettent de mesurer le degré d'incertitude dans nos inférences. Seul un plan de recherche correct qui intègre les lois de probabilité permettra d'atteindre ces objectifs.

L'Hypothèse.

Les hypothèses sont des énoncés soigneusement construits relatifs à un phénomène dans la population. Les hypothèses peuvent découler d'un raisonnement déductif ou se fonder sur un raisonnement inductif à partir d'observations antérieures. L'un des outils les plus utiles dans les recherches sur la santé est la génération d'hypothèses qui, après avoir été testées, conduiront à l'identification des causes les plus probables d'une maladie ou du changement d'un état en observation. Bien que nous ne puissions tirer des conclusions définitives ou revendiquer la preuve en utilisant des méthodes inductives, nous pouvons nous approcher toujours plus près de la vérité en détruisant des hypothèses existantes et en les remplaçant par d'autres plus plausibles.

Dans les recherches sur la santé, les hypothèses sont souvent construites et testées pour identifier les causes de maladies et pour expliquer la distribution de maladies parmi la population. On fait souvent appel aux critères de Mill du raisonnement inductif pour former des hypothèses sur le lien entre association et causalité. Énoncées brièvement ces méthodes sont les suivantes :

1. **La méthode de la différence**
   Lorsque la fréquence d'une maladie présente une différence marquante dans deux circonstances, et lorsqu'on peut identifier un facteur dans l'une des circonstances et non dans l'autre, ce facteur, ou son absence, peut être la cause de la maladie (par exemple la différence de fréquence du cancer du poumon chez les fumeurs et chez les non-fumeurs).

2. **La méthode de la concordance** :
   Si un facteur, ou son absence, est commun à un certain nombre de circonstances différentes où on constate la présence d'une maladie, ce facteur ou son absence peut être lié aux causes de la maladie (par exemple l'apparition de l'hépatite A est associée au contact avec un malade, au surpeuplement, et à de mauvaises conditions d'hygiène et d'assainissement, chaque facteur participant à la transmission du virus de l'hépatite).

3. **La méthode des variations concomitantes, ou de la relation dose-effet** :

   Citons des exemples de variations concomitantes : augmentation de la présence du goitre endémique avec la diminution de la teneur en iode des aliments ; augmentation de la fréquence de la leucémie avec l'augmentation de l'exposition aux rayonnements ; augmentation de la prévalence de l'éléphantiasis dans les régions où s'accroît l'endémicité de la filariose).

4. La **méthode d'analogie** :

La distribution et la fréquence d'une maladie ou d'un effet peuvent être suffisamment analogues à celles d'une autre maladie pour suggérer une cause commune (par exemple infection par le virus de l'hépatite B et cancer du foie).

Le Plan d'étude.

L'approche épidémiologique est fondée sur des principes statistiques dans l'élaboration du plan de recherche. Dans cette démarche, la recherche peut être subdivisée en recherche de type basé sur l'observation, et recherche de type expérimental. Les études basées sur l'observation emploient généralement la méthode d'enquête sur échantillon, dans laquelle on observe différentes caractéristiques d'un échantillon de la population. On peut y procéder en interrogeant effectivement le sujet, en obtenant les mesures de caractéristiques physiques, ou simplement en extrayant des informations de sources existantes telles que les registres de déclaration des maladies, les dossiers médicaux des hôpitaux ou des dossiers des services d'emploi (1). Les études du type transversal, où l'on collecte simultanément les données de cause et d'effet, sans pouvoir déterminer la séquence temporelle, sont considérées comme génératrices d'hypothèses. Par contre, les études où les observations de causes et d'effets sont décalées dans le temps sont considérées comme analytiques (ou causales) et peuvent donner lieu à une inférence d'associations, par exemple dans les études cas-témoins et les études de cohortes.

La meilleure vérification des hypothèses est réalisée par des expériences dans lesquelles tous les facteurs, sauf celui en considération, peuvent être maîtrisés. Cependant, pour des raisons éthiques et pratiques, cette méthode est rarement possible dans le contexte des maladies humaines. On lui substitue souvent des expériences dites "naturelles" ou des observations soigneusement planifiées (études cas-témoins, études de cohortes) comportant suffisamment d'informations sur les facteurs "parasites" pour permettre de corriger leurs effets lors des inférences. Ces études analytiques par observations peuvent être rétrospectives (étude cas- témoins) ou prospectives (étude de cohorte ou étude historique de cohorte). Dans ces méthodes, on compare des groupes d'individus pour relever les différences en matière d'exposition ou de résultat.

Elles se distinguent des expériences par le fait qu'il n'y a pas d'intervention directe du chercheur et que ce chercheur ne peut maîtriser aucun des facteurs tiers (ou parasites) agissant sur l'un ou l'autre des individus en observation.

Dans les deux approches, le raisonnement statistique utilisant les lois de probabilité, guide le processus d'inférence. On fait quelques suppositions de base concernant la population, ses caractéristiques et leur distribution de probabilité, et on évalue la vraisemblance des observations confirmant ou infirmant l'hypothèse énoncée. En se basant sur les probabilités calculées, on accepte ou on rejette l'hypothèse (ou bien l'état d'incertitude reste non résolu, ce qui est le cas en particulier lorsque la taille de l'échantillon est trop petite pour assurer la fiabilité). Des plans d'étude spécifiques seront discutés plus loin dans ce manuel.

Une observation ou une série d'observations lance une hypothèse ; une étude transversale est entreprise pour générer des hypothèses correctes ; une étude par observations établit des associations et confirme (ou rejette) l'hypothèse ; et une expérience est menée pour tester l'hypothèse.

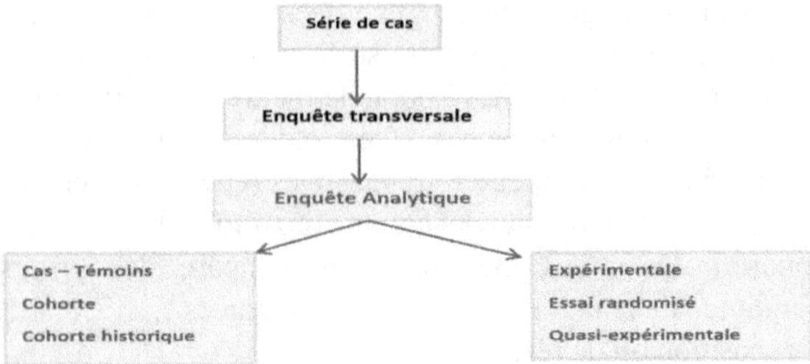

Schéma 1 : Processus allant de la génération de l'hypothèse au test de l'hypothèse.

CHAPITRE II :

PLANIFICATION ET GESTION DE LA RECHERCHE

LE PROGRAMME DE RECHERCHE

La recherche est une activité complexe dont l'élaboration et la mise en œuvre exigent une planification, une gestion et une administration minutieuses. Les restrictions budgétaires en matière de recherche, imposent qu'il est de plus en plus nécessaire de programmer la recherche en fixant des objectifs clairement définis et réalisables sur le terrain.
L'élaboration d'un programme de recherche scientifique comporte nécessairement les étapes essentielles suivantes :

1. Définir le rôle et le champ d'action prévus pour la recherche ;
2. Déterminer les moyens et les ressources pour conduire la recherche, incluant le personnel, l'équipement, les fournitures, les délais, le budget et l'accès à la documentation nécessaire à ladite recherche (bibliographie) ;
3. Sélectionner le sujet de recherche, en considérant des facteurs tels que :
    - Importance du problème et de son impact
    - Urgence du besoin d'une solution
    - Pertinence par rapport aux objectifs de l'organisme qui finance l'étude
    - Possibilité de traiter le problème (faisabilité)
    - Chances de succès
    - Conséquences prévisibles en cas de succès
    - Retombées en matière de formation du personnel et d'autres éléments renforçant les

capacités de recherche telle que les publications.

4. Elaborer des protocoles de recherche, documents qui serviront de guides lors de l'exécution, du contrôle et de l'évaluation de la recherche (guide de l'enquêteur)
5. Installer la structure de gestion du projet (encadrement, collaboration, suivi de la mise en œuvre du projet selon le chronogramme initialement établi).
6. Formuler un calendrier d'objectifs pour la consolidation des résultats, et la préparation de ces résultats en vue de la diffusion, y compris la publication dans la documentation scientifique.

LE PLAN DE TRAVAIL

Il comprend trois éléments clés à savoir le personnel, le chronologie (des activités détaillées dans un diagramme de GANT éventuellement (qui va faire quoi et quand ?), l'administration du projet (copies des questionnaires, vérification du matériel, la logistique) et le plan de diffusion et présentation des résultats aux commanditaires pour la mise en œuvre des résultats de la recherche (le cas échéant). Enfin, la publication des résultats dans les revues scientifiques en vue d'une large diffusion des connaissances résultant de ladite recherche.

CHERCHEUR OU L'ÉQUIPE DE RECHERCHE

Parmi les qualités importantes conduisant au succès dans la recherche, on peut citer, la curiosité pour trouver de nouveaux faits, la persévérance et la patience, l'intégrité pour soi-même et pour la valeur de la méthode scientifique à travers un esprit analytique capable de participer à des réflexions critiques, la réceptivité aux critiques au niveau professionnel, l'ouverture d'esprit et la capacité de déceler la signification d'observations inattendues et l'objectivité.

EXÉCUTION DE LA RECHERCHE.

Le mécanisme pour conduire une recherche suit des étapes simples : formulation du problème, planification de la démarche (plan de recherche), exécution des activités de recherche visant des objectifs spécifiques qui aboutiront à la solution du problème.

Un cadre pour la rédaction d'une proposition de recherche comprend les éléments suivants :

1. ***Conceptualisation du problème*** qui consiste à identifier le problème (quel est le problème ?), prioriser le problème (pourquoi est-ce un problème important ?), exposé raisonné (le problème peut-il être résolu et quels sont les bénéfices pour la société si le problème est résolu ?)
2. ***Situation actuelle*** qui consiste à faire une étude documentaire (que savons-nous déjà ?)
3. ***Formulation des objectifs*** généraux ou spécifiques et développer une hypothèse à tester pour atteindre les objectifs.
4. ***Méthodologie de recherche*** qui consiste à définir la population d'étude, les caractéristiques à considérer et distribution de probabilité, le type d'étude (observation ou analyse, enquêtes ou expériences), la méthode de collecte, de gestion et d'analyse des données :
    - Choix de l'échantillon
    - Instruments de mesure (fiabilité et validité des instruments)
    - Formation des enquêteurs
    - Contrôle de la qualité des mesures
    - Calcul, vérification et validation des mesures
    - Problème des observations manquantes
    - Traitement statistique des informations
    - Test de l'hypothèse
    - Considérations éthiques.

Conclusion

L'investigation scientifique est une véritable gageure pour l'humanité. La démarche et les méthodes de la recherche ont lentement évolué pour devenir de plus en plus précises et efficaces. La technologie existe pour explorer l'inconnu. Le succès dépend cependant, aujourd'hui comme hier, des talents individuels et collectifs des chercheurs attachés aux principes de la science, tels que l'ordre, l'inférence et le hasard, dont ils tiendront compte en les intégrant dans un plan de recherche et une méthodologie, solides.

Références

1. **OMS**, Méthodologie de la recherche dans le domaine de la santé, Guide de formation aux méthodes de la recherche scientifique, OMS, 2003, 2ème Edition, 255 p.

2. **Doll, R. and Hill, AB**. A study of the etiology of carcinoma of the Lung. *Brit Med J* 1952 ;2.

3. **Gibson R.W. et.al.** Leukemia in children exposed to multiple Risk factors. *N England J of Med* 1968 ; 279 : 906-909.

4. **Kleinbaum DG., Kupper LL, and Morgenstern H.** Epidemiologic research: Principles and quantitative Methods. London : Life time Learning Publications, 1982.

5. **Markush R.; SIEGEL D**. Oral contraceptives and mortality trends from thrombo embolism in the United States, *Amer J Public Health*, 1969; 59: 418-434.

6. **Schlesselman JJ**. Case-control studies. New York: Oxford University Press, 1982.

7. **Anonyme.** Quelles sont les grandes étapes de la recherche scientifique, in https://reseaucctt.ca/actualites/etape-recherche-scientifique, Août 2023, Consulté le 2 avril 2024.

CHAPITRE III :

TYPOLOGIE DES ENQUÊTES ÉPIDÉMIOLOGIQUES

DÉFINITION DU CONCEPT

L'épidémiologie se définit comme étant l'étude de la fréquence et la répartition dans le temps et l'espace (distribution spatiale et temporelle) et selon les caractéristiques de personne des problèmes de santé ou de la maladie dans les populations humaines (épidémiologie descriptive) et des facteurs déterminants ses problèmes de santé (épidémiologie analytique) (1,2).

Pour comprendre les problèmes de santé au sein de la population humaine, l'épidémiologiste se posse sept questions qui résument les différents types d'épidémiologie : **Quel** est le problème **? Qui** est concerné par ce problème ? **Où** est-ce que ledit problème survient ? **Quand** survient-il ? **Comment** survient-il ? **Pourquoi** survient ? et enfin **Et alors**, c'est-à-dire **que faut-il faire** pour résoudre le problème ainsi identifié.

Les quatre premières questions (Quel, Qui, Où et Quand) permettent de décrire de façon détaillée les caractéristiques du problème, dans ce cas, il s'agit d'épidémiologie descriptive. Ensuite il faudrait aller au-delà de la simple description du problème en essayant de comprendre comment est-ce que le problème survient et pourquoi. Ainsi on fait de l'épidémiologie analytique ou étiologique. Maintenant que la situation problématique a été bien décrit, ses causes et ses effets sur la santé humaine sont connus, il faudrait agir en innervant de façon adaptée, et acceptable par les populations concernées pour plus d'efficacité et d'efficience à la résolution du problème., c'est l'épidémiologie d'intervention. Enfin, lorsque le programme d'intervention pour résoudre la situation initialement identifiée au sein de la population est mise en place, il est nécessaire après un certain temps de mise en œuvre, d'évaluer les résultats obtenus par ce programme et sa capacité réelle à résoudre le problème de santé initial. Ainsi, on fait de l'épidémiologie évaluative.

Globalement on distingue quatre types d'épidémiologie : Descriptive, Analytique, Interventionnelle et Evaluative.

L'épidémiologie descriptive a pour objet, l'étude de la fréquence et de la répartition temporelle et spatiale de l'état de santé de la population. Elle s'appuie pour se faire sur la détermination des indicateurs de santé (1). Elle doit répondre à quatre questions clés : **Quel** est le problème ? **Qui** est concerné ? **Où** est-ce que ça se passe ? et **Quand** est-ce que le problème intervient ?

L'épidémiologie analytique ou étiologique a pour objet de déterminer les causes des problèmes de santé ou de la maladie. Elle se consacre donc à l'étude des facteurs de risque des problèmes de santé ou de la maladie (1). Elle doit donc répondre à deux questions fondamentales : Comment est-ce que le problème se manifeste ? et Pourquoi il se manifeste ? Il est évident que la description (épidémiologie descriptive) du problème ou du phénomène étudié précède la recherche de la causalité de ce problème.

L'épidémiologie évaluative a pour objectif, l'évaluation des actions ou interventions de santé publique (1). Il peut s'agir de programmes nutritionnels ou de plans de mise en œuvre d'un programme de santé ou de nutrition. Elle permet de déterminer le niveau de mise en œuvre d'un plan ou programme en termes de processus, d'efficacité ou d'efficience. Elle permet de réorienter le programme d'intervention en question lorsque l'évaluation est réalisée en cours de mise en œuvre du programme.

L'épidémiologie d'intervention nécessite une maîtrise de nombreuses connaissances et des outils dans le domaine de la santé pour coordonner les projets de santé. L'épidémiologie d'intervention permet de répondre à la septième question que tout épidémiologiste devrait se poser, à savoir ET ALORS ? C'est-à-dire après avoir fait la description du problème ou du phénomène de santé en question (Epidémiologie descriptive), déterminer le pourquoi et le comment de ce problème (Epidémiologie analytique), il reste à prendre la décision de santé publique la plus efficiente qui puisse permettre la résolution du phénomène ou problème identifié (Epidémiologie d'intervention). Après un temps de mise en œuvre de l'intervention proposée, il est de bon aloi d'évaluer ladite intervention pour s'assurer de sa pertinence, cohérence, efficacité et efficience ? (Epidémiologie évaluative).

La composante essentielle dans l'épidémiologie d'intervention (ou épidémiologie de terrain) c'est l'action (travail de terrain). L'épidémiologie d'intervention ou de terrain a pour but d'agir, d'intervenir sur les phénomènes de santé au sein des populations humaines (2). Dans ce contexte, l'épidémiologie d'intervention est davantage un outil de décision qu'une méthode de recherche comme les autres formes d'épidémiologie (2).

DIFFÉRENTS TYPES D'ÉTUDES EN ÉPIDÉMIOLOGIE ET MODE D'EXPRESSION DES RÉSULTATS

Selon l'Académie de médecine, l'épidémiologie est « l'étude de la fréquence, de la répartition géographique, du mode de transmission ou d'apparition des maladies ainsi que des facteurs susceptibles de favoriser leur apparition ou de modifier leur évolution » (4). L'épidémiologie est une science fondamentale qui a contribué fortement à l'amélioration de l'état de santé des populations. Elle est notamment indispensable à l'identification, la cartographie et la lutte contre les maladies émergentes. Les études réalisées en épidémiologie peuvent être expérimentales (études d'intervention) ou non (études observationnelles).

Habituellement, la classification des enquêtes épidémiologiques comporte deux grands groupes selon qu'il s'agisse d'une intervention ou du contrôle d'une maladie. Dans ce cas, on distingue deux groupes : les enquêtes Observationnelles les plus fréquemment utilisées et les enquêtes expérimentales ou d'intervention.

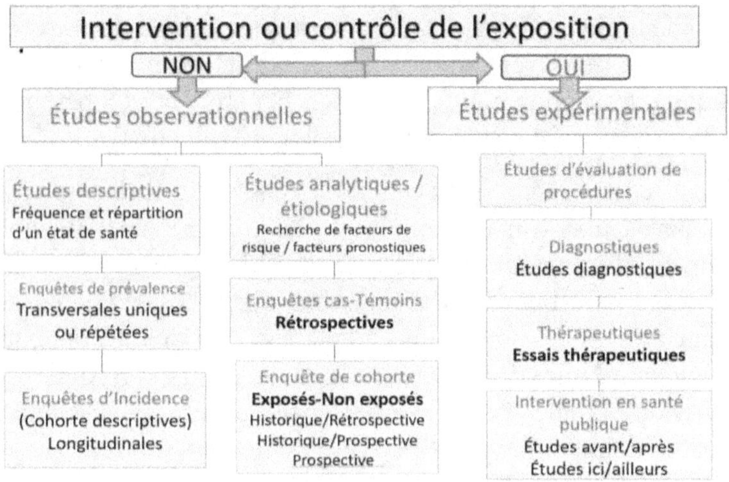

Intervention ou contrôle de l'exposition
NON
OUI
Études observationnelles
Études expérimentales
Études descriptives
Fréquence et répartition d'un état de santé
Études analytiques / étiologiques
Recherche de facteurs de risque / facteurs pronostiques
Études d'évaluation de procédures
Enquêtes de prévalence
Transversales uniques ou répétées
Enquêtes cas-Témoins
Rétrospectives
Diagnostiques
Études diagnostiques
Thérapeutiques
Essais thérapeutiques
Enquêtes d'Incidence
(Cohorte descriptives)
Longitudinales
Enquête de cohorte
Exposés-Non exposés
Historique/Rétrospective
Historique/Prospective
Prospective
Intervention en santé publique
Études avant/après
Études ici/ailleurs

Schéma 2 : Typologie des enquêtes épidémiologiques.

LES ÉTUDES OBSERVATIONNELLES

LES ÉTUDES DESCRIPTIVES

Les enquêtes exhaustives

En épidémiologie descriptive, il est idéal de disposer en routine de l'enregistrement systématique de tous les nouveaux cas de pathologies ou de décès par pathologie au sein de la population générale. Ceci aiderait à calculer directement les taux de mortalité (générale, spécifique), l'incidence ou les prévalences correspondantes aux différentes pathologies observées. Ce type d'enregistrement exhaustif, s'il existe dans certains pays, en Afrique, la qualité de nos données de routine ne permet pas malheureusement de disposer de disposer de données fiables pour permettre une meilleure maîtrise des données épidémiologiques, entravant ainsi les capacités d'aide aux prises de décision et encore moins en matière d'anticipation de la survenue d'une épidémie. Par contre, pour des populations peu nombreuses telles que les réfugiés, les campements nomades ou de de pêcheurs, il est possible de réaliser des enquêtes exhaustives pour mieux cerner la situations épidémiologiques qu pourraient survenir au sein de ces populations.

Les enquêtes d'observation peuvent être de trois types : études descriptives, étude de cohorte et étude cas-témoins. Ces catégories ne sont toutefois pas complètement exclusives. Les données générées par des études de cohorte ou des études cas-témoins peuvent être utilisées à des fins descriptives pour déterminer des incidences par exemple (4).

Études transversales

Le recours aux études transversales se fait lorsque les données pour établir les taux recherchés, effectif des dénominateurs et numérateurs, ne sont pas disponibles. Si l'objectif de l'étude est de déterminer la fréquence d'une pathologie fréquente, chronique ou récurrente, ce type d'étude transversale est tout à fait indiquée.

Les études transversales permettent d'observer l'état de santé d'une population à un instant donné. C'est la photographie d'une situation donnée à un moment donné. Elles permettent d'observer la fréquence de survenue d'un phénomène de santé, dans une population, à un moment précis (un jour, une semaine, un mois). Les informations sont recueillies sur une période brève et fournissent un indicateur statique de morbidité qui est la prévalence.

Le caractère instantané de ce type d'étude ne permet pas de déterminer l'incidence du phénomène étudié, ni ces phénomènes dans leur dynamique. Dans un tel cas, les enquêtes transversales peuvent être répétées de façon à assurer une vision plus longitudinale du phénomène étudiés. Dans ce cas de figure, deux possibilités existent, celle qui consiste à répéter l'enquête chez les mêmes sujets ou, de faire des échantillons aléatoires successifs de telle sorte que le même sujet ne soit concerné qu'une seule fois.

Études longitudinales

Les études longitudinales permettent de suivre la fréquence de ce phénomène de santé au cours du temps et fournissent un indicateur dynamique de morbidité qui est l'incidence.

Études semis-longitudinales ou transversales répétées

Les études semi-longitudinales sont une variante des études longitudinales, mais limitées dans le temps, mois d'un an, environ 6 mois. Leur limite dans le temps permet de réduire les coûts assez élevés dans le cas des études longitudinales. Quelques fois, par soucis de réduire le coût des études, il est procédé à des enquêtes transversales répétées 2 ou 3 fois dans l'année selon les périodes estimées par le chercheur comme pouvant permettre de recueillir l'information recherchée. En général on procède à une première étude transversale en début d'année au milieu de l'année et en fin d'année.

Expression des résultats

L'état de santé de la population peut se mesurer via la prévalence et l'incidence des cas de morbidité. La prévalence correspond au nombre de cas d'une maladie dans une population à un instant t rapporté à l'effectif de la population à cet instant t (Tableau 1, 2).

Tableau 1 - Prévalence des statuts des participants de Constances vis-à-vis du tabac et de la cigarette électronique, France, 2014 (3).

Statut vis-à-vis du tabac et de la cigarette électronique	Total	
	n	%
Fumeurs de tabac		
Non-utilisateurs de cigarettes électroniques	2 627	10,9
Utilisateurs de cigarettes électroniques	475	2,0
% d'utilisateurs de cigarettes électroniques parmi les fumeurs		15,3
Ex-fumeurs de tabac		
Non-utilisateurs de cigarettes électroniques	8 568	35,5
Utilisateurs de cigarettes électroniques	251	1,0
% d'utilisateurs de cigarettes électroniques parmi les ex-fumeurs		2,8
Non-fumeurs de tabac		
Non-utilisateurs de cigarettes électroniques	10 208	42,3
Utilisateurs de cigarettes électroniques	11	0,0
% d'utilisateurs de cigarettes électroniques parmi les non-fumeurs		0,0
Statut inconnu	2 017	8,3
Total	**24 157**	**100,0**

Source : *Françoise Jauzein et al. (3)*

L'incidence correspond, quant à elle, au nombre de nouveaux cas dans la population pendant la période T, rapporté à l'effectif de cette population. Les études d'incidence nécessitent de suivre une population sur une période de temps définie (étude longitudinale).

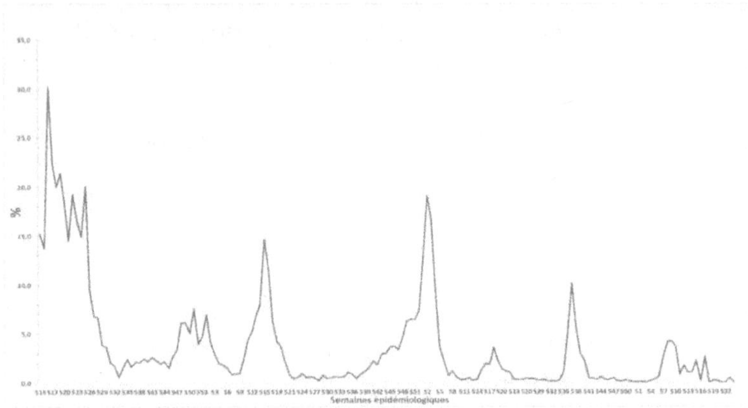

Figure 1 : Incidence de la Covid-19 au Mali entre le 25 mars 2020 et le 18 juin 2023.

L'incidence des cas de Covid-19 correspond au nombre de nouveaux cas détectés par jour, pour 100 000 d'individus (le nombre de nouveaux cas par jour indiqué dans ce graphique correspond à une moyenne sur une semaine). À cause de capacités de détection limitées, le nombre de cas confirmés est inférieur au nombre de cas réels.

Les avantages et les limites des études descriptives

Les études descriptives peuvent être réalisées relativement simplement et donnent des informations sur l'état de santé d'une population. Cependant, elles ne permettent pas de suivre les patients et ne fournissent pas d'information sur l'origine de la pathologie.

LES ÉTUDES ANALYTIQUES OU ÉTIOLOGIQUES

Pour aller plus loin dans la détermination de l'étiologie d'une maladie, les épidémiologistes peuvent essayer de vérifier les hypothèses de relation entre une maladie et sa ou ses cause (s) supposée(s). La vérification épidémiologique vise à estimer le risque encouru par une population exposée à un facteur de développer une maladie, par rapport à une population non exposée. Ce sont les études analytiques qui permettent d'évaluer ce risque et d'établir un lien probable entre exposition et pathologie. Il en existe deux types, les études de cohortes et les études cas-témoins.

Études de cohortes de type « exposés / non-exposés »

Les études de cohortes consistent à suivre une population dans le temps. En particulier, les études de type « exposés / non-exposés » visent à observer la survenue ou non d'une pathologie en fonction d'un facteur d'exposition. Elles permettent de définir l'effet de l'exposition et, d'estimer le risque qu'une personne développe la maladie si elle est confrontée à cette exposition.

Principe

On considère à un moment donné, un échantillon de sujets (*cohorte*), classés selon la présence ou l'absence du facteur que l'on suspect comme étant le facteur de risque de la maladie (*exposé, non-exposé*), que l'on suit dans le temps (*longitudinal*), en recueillant l'information individuel (prospectif) sur l'incidence de la maladie ou de ses conséquences (*décès ou handicap*). Le principe de l'analyse de l'étude consiste à comparer l'incidence dans les groupes exposés et dans ceux non exposés.

La population étudiée est constituée d'individus exempts de la maladie étudiée. Elle est divisée en deux groupes : celui des individus exposés au facteur de risque étudié et celui des individus non exposés.

Après une certaine durée, pouvant aller jusqu'à plusieurs années, le nombre de malades et de non malades est déterminé dans chacun des deux groupes.

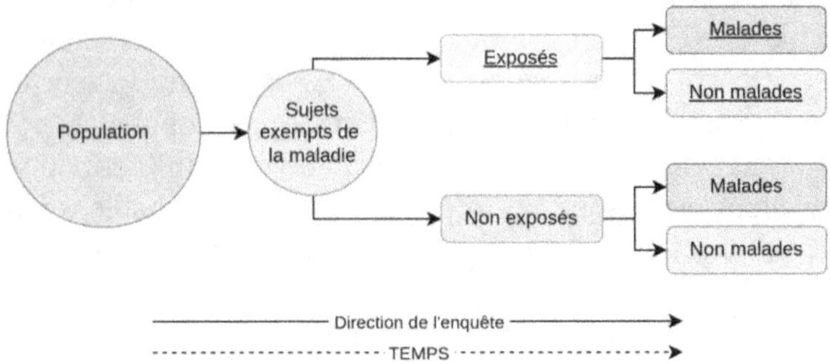

Source : *Françoise Jauzein et al (3) selon Pascal Combemorel, Bonita et al, , OMS, 2010.*

Figure 2 : Principe d'une étude de cohorte

De nombreuses études de cohorte ont également été faites de façon rétrospective, a posteriori, sur des facteurs tels qu'un type d'environnement de travail ou la prise d'un médicament à une époque de la vie (par exemple la prise d'œstrogène chez la mère pendant la vie fœtale).

Les enquêtes prospectives ou de cohorte peuvent être classées selon la date et le point de départ de l'enquête : enquête historique, prospective stricte et historico-prospective.

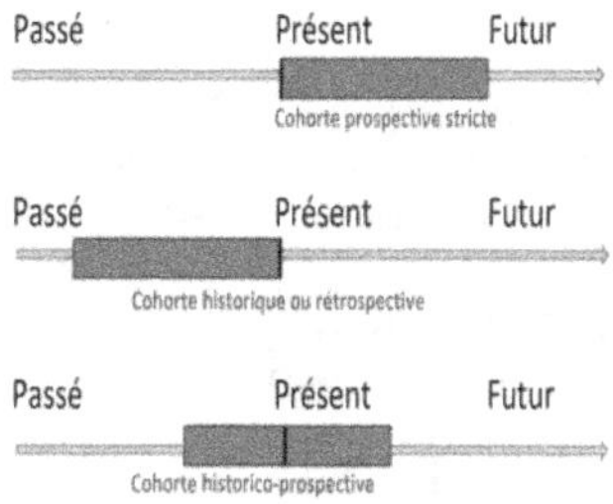

Schéma 2 : Différents type d'enquêtes de cohorte

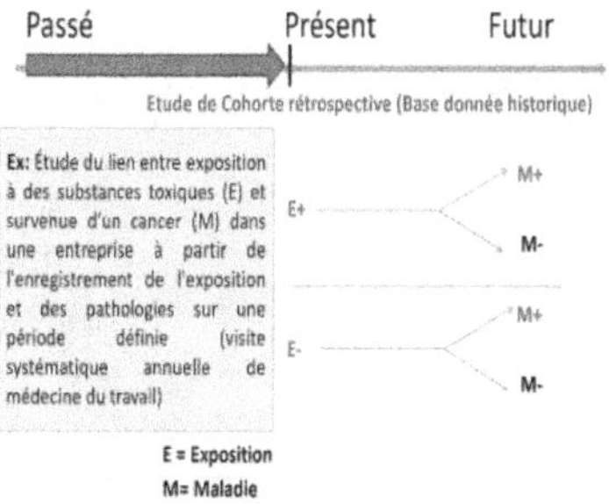

Schéma 3 : Enque de cohorte retrospective ou historique

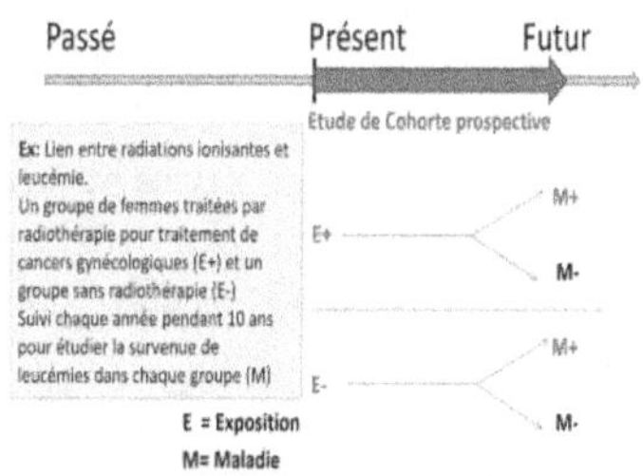

Schéma 4 : Etude de cohorte prospective

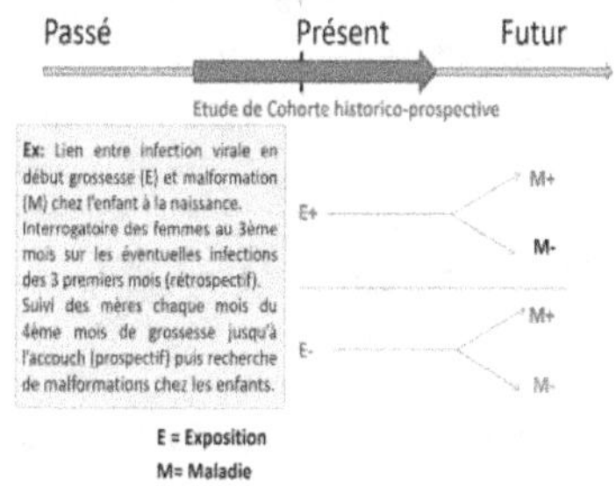

Schéma 5 : Enque de cohorte historico-prospective

Expression des résultats

Le principal indicateur obtenu est l'incidence, c'est-à-dire le nombre de nouveaux cas de maladie enregistrés pendant une période définie sur une population définie. Le résultat s'exprime sous la forme d'un risque relatif (RR) lié à la présence du facteur. C'est le rapport entre la fréquence de la maladie dans le groupe exposé au facteur de risque et la fréquence de la maladie dans le groupe non exposé.

Tableau 2 : Tableau de cohorte exposés / non exposés

	Individus malades (événements) (M)	Individus Non-malades (non exposés) (NM=NE)	
Individus exposés au facteur de risque	**a**	**b**	**a + b**
Individus non exposés au facteur de risque	**c**	**d**	**c + d**
Total	**a+b**	**b+d**	**a+b+c+d**

M= Malades ; NM= Non Malades ; IE= Incidence chez les exposés ; INE= Incidence chez les non exposés

Risque relatif RR = [a/(a+b)] / [c/(c+d)] ou RR = (a/E) / c/F)

RRE= (a / a+b) = IE/INE = M/E (Malades/ Exposés)

RRNE= c/c+d = INE/INE = M/NE (Malades/ Non Exposés)

Le Risque Relatif (RR) correspond à la somme entre le nombre de cas parmi les malades exposés au risque (a) sur l'ensemble des individus exposés au risque (a+b), le tout divisé par la somme entre le nombre d'individus malades parmi les non exposés au risque (c) sur l'ensemble des individus non exposés qu'ils soient malades ou pas (c+d).

Pour donner un exemple concret de calcul de risque relatif, prenons les résultats d'une étude de cohorte portant sur l'effet de l'exposition au tabac sur la mortalité (6). Cet article s'appuie sur les données du National Health Interview Survey. Il s'agit d'une enquête annuelle menée auprès d'un échantillon représentatif de la population américaine. Les participants avaient entre 50 et 74 ans au moment de l'entrée dans l'étude, entre le 1er janvier 1997 et le 31 décembre 2003 (6). Les décès ont été comptabilisés jusqu'au 31 décembre 2006.

Tableau 3 : Résultats d'une étude de cohorte sur l'exposition au tabac

	Hommes 1997-2006	Femmes 1997-2006
Nombre de décès (pour mille individus)	12,1	9,1
Fumeurs, taux de mortalité pour 1000	37,7	23,0
Risque relatif	3,12	2,53
Taille de l'échantillon	23 792	30 675

Dans le cas des hommes, le risque relatif de mourir si l'on fume est de 3,12 (37,7/12,1). Autrement dit, un homme fumeur âgé de 50 à 74 ans au moment de l'entrée dans l'étude avait 3,12 fois plus de risque de mourir durant la période de dix ans de l'étude qu'un homme qui ne fumait pas.

Les avantages et limites

Contrairement aux études d'incidence, ces suivis de cohortes permettent de tenir compte d'un ou plusieurs facteurs d'exposition et d'établir une relation entre ces derniers et une pathologie donnée. Par ailleurs, il est possible de s'intéresser à plusieurs maladies au sein d'une même cohorte.

Comme les études de cohortes se déroulent sur plusieurs années et nécessitent d'interroger et, éventuellement, de faire réaliser des bilans biologiques (analyse de sang, d'urine…) aux sujets de l'étude, elles sont longues et coûteuses. De plus, il n'est pas possible d'exposer « volontairement » une population à un facteur de risque ; il faut que les individus soient « naturellement » exposés à ce facteur de risque. Si celui-ci touche peu d'individus, il faut alors suivre des populations aux effectifs nombreux pour pouvoir étudier l'influence de ce facteur. Dans le cas de maladies telles que certains cancers rares, cela implique que la population étudiée contienne un nombre suffisamment important d'individus pour que des cas de ces cancers soient détectés dans les populations exposées et non exposées. Par exemple si on considère que l'incidence du cancer étudié est de 1/1000 et que l'on veut compter au moins 5 nouveaux cas de ce cancer dans la population témoin en 1 an, il faudra que celle-ci renferme plus de 5000 individus. Les études de cohortes ne sont donc pas adaptées à la détermination des causes de pathologies très rares.

Les études de cohortes peuvent s'étendre sur plusieurs années afin de déterminer les facteurs de risque de maladies mettant plusieurs années à se déclarer (cancers, maladies cardiovasculaires…). Cependant, cela pose alors le problème des « perdus de vue » (des sujets initialement inclus dans l'étude mais qui deviennent injoignables). Enfin, ces études peuvent présenter, en cas de faible taille de l'échantillon, un « pouvoir statistique faible ».

L'intervalle de confiance associé aux résultats des études épidémiologiques

La plupart des indicateurs épidémiologiques ne sont pas connus à travers leur valeur réelle, mais estimés à partir d'études faites sur un échantillon de population.

Pour reprendre l'exemple présenté dans le tableau 3, ci-dessus, le taux de mortalité de 12,1 pour 1000 pour les hommes non-fumeurs sur la période 1997-2006 ne correspond pas au taux de mortalité de l'ensemble des hommes non-fumeurs du monde (ni même américains), mais seulement au taux de mortalité calculé pour les 23 792 personnes suivies dans la cohorte. Si d'autres études avaient été réalisées dans les mêmes conditions, mais avec des échantillons de population différents, le taux de mortalité obtenu aurait pu être différent (par exemple 11,5 pour 1000 ou 12,3 pour 1000…). Il est possible de calculer un intervalle de valeurs dans lequel se situe, avec une certitude de 95 %, la valeur réelle (c'est-à-dire pour l'ensemble de la population et non juste pour un échantillon). Il s'agit de l'intervalle de confiance à 95 %. Les deux valeurs qui définissent l'intervalle s'appellent les limites de confiance. L'intervalle fournit la fourchette de valeurs à l'intérieur de laquelle il est certain à 95 % de trouver la valeur étudiée pour la population considérée.

Reprenons l'exemple de l'étude épidémiologie présentée au tableau 3, que l'intervalle de confiance associé au taux de mortalité de 9,1 pour 1000 chez le les femmes non-fumeuses est de [8,5 – 9,7]. Cela signifie que la valeur réelle du taux de mortalité, pour l'ensemble de la population, se situe, avec une probabilité de 95 % (ou, autrement dit, avec un risque d'erreur de 5%), entre 8,5 et 9,7 pour 1000.

Les études cas-témoins

Comme les études de cohortes, les enquêtes cas–témoin cherchent aussi à mettre en évidence un lien entre exposition et pathologie, mais contrairement à celles-ci, plusieurs facteurs d'exposition et une seule pathologie sont étudiés.

Le principe : Dans ce type d'étude, le choix de la population est fait sur la base de la maladie elle-même ; on part d'une population de malades pour étudier un ou plusieurs facteur(s) potentiellement en cause. On apparie donc, à la population de malades, une population témoin ayant les mêmes caractéristiques générales que la population atteinte, à l'exception de la maladie étudiée.

Les deux groupes des malades et des témoins non malades sont étudiés grâce à des questionnaires et des données biologiques. L'objectif est d'analyser un certain nombre de caractéristiques qui ont pu potentiellement influencer la survenue de cette maladie.

Ces études sont adaptées s'il existe déjà des soupçons quant à un facteur de risque, si la maladie est rare ou s'il existe un temps très long entre l'exposition au risque et la survenue de la maladie (ce qui rendrait une étude de cohorte trop longue et coûteuse).

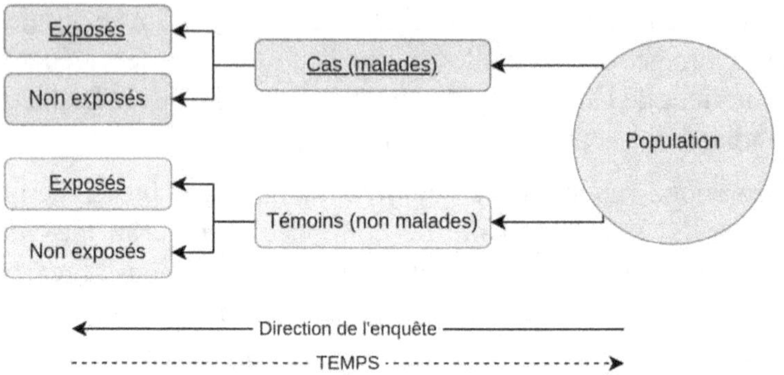

Source : *Françoise Jauzein et al (3) selon Pascal Combemorel, Bonita etal .,OMS, 2010.*

Figure 3 : Principe d'une étude cas-témoin

Expression du résultat

Puisque la population témoin ne renferme pas de malades, il est impossible d'y définir un « taux d'évènements indésirables » et donc impossible de calculer un risque relatif dans ce cas.

La relation entre le facteur (l'exposition) et la maladie peut alors être exprimée par un **odds ratio (OR)** (ou **rapport des cotes)**. L'odd, ou la cote, d'évènements indésirables dans un groupe donné, correspond au nombre de patients qui présentent l'évènement (qui sont malades) par rapport au nombre de patients qui ne le présentent pas (ne sont pas malades).

Par exemple, un odd ratio (OR) de 0,25 correspond au rapport 1/4, c'est-à-dire au cas où une personne présente l'évènement et quatre autres ne le présentent pas. L'odd ratio (OR) peut aussi être calculé à partir de la fréquence « **r** » de l'évènement dans le groupe exposé et le non exposé. **L'odd correspond alors à OR= (r / 1-r).**

Exemple, dans une étude cas-Témoins, la fréquence de la malnutrition aigüe est de 40% parmi les enfants du camp de réfugiés, l'OR sera égale à 0,40 / (1-0,40) soit 0,66.

Tableau 4 : Tableau croisé de calcul de l'OR dans le cas d'une enquête Cas-Témoins

	Individus malades **(cas)** (évènements)	Individus non malades **(témoins)** (non évènements)	OR
Individus exposés au facteur	**a**	**b**	**a / b**
Individus non exposés au facteur	**c**	**d**	**c / d**
OR	**a / c**	**b / d**	**a+b/c+d**

Avec le nombre d'individus dans chaque groupe, exposé ou non, l'odds ratio de l'évènement peut être calculé de deux façons :

- Soit en comparant l'odd d'évènements indésirables (maladie) dans le groupe exposé au facteur à celui du groupe non exposé
  Odd du groupe exposé = a/b et odd du groupe non exposé = c/d
  Odds ratio d'évènements = (a/b) / (c/d)
- Soit en comparant les odds d'exposition au risque dans le groupe évènements (individus malades) et dans le groupe non évènements (individus non malades = témoins).
  Odd d'exposition dans le groupe malade = a/c et odd d'exposition dans le groupe non malade = b/d
  Odds ratio d'exposition = (a/c) / (b/d)

Les deux méthodes amènent au même résultat, qui :

- **Si l'OR est supérieur à 1 (OR>1) : alors l'exposition est nocive**
- **Si l'OR est inférieur à 1 (OR<1) : alors il s'agit d'une exposition bénéfique, qui prévient la maladie.**

Tableau 5 - Résultats d'une étude cas-témoin portant sur la survenue d'un cancer de la bouche en fonction de l'exposition au tabac et à l'alcool (Italie et Suisse, 1992-1997)

	Consommation d'alcool (verres/semaine)	
	Entre 0 et 20	Entre 21 et 48
Groupe des cas : cancer de la bouche		
Non-fumeurs	3	**5 = c**
Fumeurs		
1-14 cigarettes/jour	2	6
15-24 cigarettes/jour	4	28
≥ 25 cigarettes/jour	4	**12 = a**
Groupe témoin : pas de cancer		
Non-fumeurs	193	**119 = d**
Fumeurs		
1-14 cigarettes/jour	62	49
15-24 cigarettes/jour	78	65
≥ 25 cigarettes/jour	41	**27 = b**

D'après les résultats de l'étude présentée au Tableau 5 ci-dessus, il est possible, de calculer l'odds ratio entre l'exposition au tabac (à raison de plus de 25 cigarettes par jour) et la survenue d'un cancer de la bouche (chez des consommateurs de 21 à 48 verres par semaine).

Dans ce cas, et quel que soit le mode de calcul (a/b)/(c/d) [(12/27)/5/119]) ou (a/c)/(b/d) [(12/5)/27/119]), on trouve que le rapport de côtes est de près de 11 (10,58).

(a/b)/(c/d) = [(12/27)/(5/119)])= [(0,444)/0,042])= 10,572 soit sensiblement OR = 11

(a/c)/(b/d) = [(12/5)/(27/119)]) = [(2,4/0,2268])= 10 ?58 soit près de OR = 11

Ce rapport des cotes n'est « que » de 6,3 chez les personnes consommant moins de 20 verres par semaine.

(a/b)/(c/d) = [(4/41)/(3/193)])= (0,0976/0,01554)= 6,28 soit 6,3

(a/c)/(b/d) = [(4/3)/(41/193])= (1,333)/0,212)= 6,28, soit 6,3

La distinction entre risque relatif (RR()et odds ratio (OR) est liée au fait que , le risque relatif (RR) porte sur un nombre d'individus malades par rapport au nombre total d'individus, alors que l'Odd Ratio (OR) porte sur un nombre d'individus malades par rapport au nombre d'individus non malades. Il est à noter que lorsque les risques relatifs sont faibles, les odds ratio sont à peu près égaux aux risques relatifs.

Par exemple dans le cas d'une étude Cas -Témoins portant sur un groupe de praticiens soumis aux radiations ionisantes (radiologues) et un groupe témoins, non exposé, le résultat de l'étude donne un risque relatif de leucémie chez les radiologues était de 3,0 [IC95% : 2,6 – 3,7]. Le résultat montre que l'expositions aux radiations ionisantes 3, le risque de développer une leucémie.

De même une autre étude sur l'infection virale en début de grossesse et les malformations fœtales donne comme résultat un risque relatif chez les parturientes de 1,5 [IC95% : 0,7 – 2,4]. Donc, il n'est pas mis en évidence de lien entre infection virale en début de grossesse et malformation fœtale. Par contre, l'étude sur l'activité physique quotidienne menée chez des étudiants du secondaire donne un RR = 0,5 [IC95% : 0,2 – 0,7], ce qui signifie **que l'**activité physique quotidienne est un facteur protecteur de surpoids. Elle diminue de moitié (50%) le risque de développer un surpoids.

Les avantages et limites des études Cas- Témoins vs Cohorte

Ces études cas-témoin sont moins chères et plus rapides que les études de cohorte. Le nombre de sujets nécessaires pour une étude cas-témoins est bien moindre que pour une étude de cohorte.

Cependant la critique majeure est que les études cas-témoins font appel aux souvenirs des individus pour connaître leurs expositions passées aux facteurs de risque étudiés. Or, cette « remémorisation » est généralement meilleure dans le groupe des individus atteints par la maladie, elle n'est donc pas équivalente dans les deux groupes. Enfin, les réponses des personnes interrogées peuvent être influencées par ce qu'elles savent ou pensent savoir des facteurs de risques étudiés.

ÉTUDES D'INTERVENTION OU EXPÉRIMENTALES

Les études d'intervention ou expérimentales recherchent à identifier le facteur de risque ou le facteur pronostic. Elles s'apparentent aux études de cohortes mais, contrairement aux études analytiques, le facteur d'exposition est choisi par les chercheurs. Ce sont des études d'intervention permettant de tester la validité d'une hypothèse précise, par exemple l'efficacité d'un traitement. Dans les essais randomisés, les populations constituant le groupe expérimental et les groupes témoins sont constituées au hasard. Elles sont trois types :

- Les études diagnostiques à travers les essais cliniques
- Les études thérapeutiques avec les essais thérapeutiques et
- Les études d'intervention en santé publique dites aussi études évaluatives (avant/après où Ici/ailleurs). Elles sont habituellement utilisées pour l'évaluation des plans et programmes de santé afin d'évaluer leur efficacité et leur efficience.

Le principe

Un essai randomisé est un « essai », car c'est une intervention thérapeutique qui est testée, la plupart du temps, sous forme de traitement. Il est dit « randomisé », car les patients (malades) sont répartis au hasard : un groupe recevra le traitement à tester, l'autre un placebo. Ces essais peuvent être conduits en simple aveugle (ou simple insu) quand seuls les patients ignorent la nature du traitement, ou en double aveugle (ou double insu) quand patients et investigateurs ignorent la nature du traitement (les deux médicaments, traitement et placebo, ont la même apparence). Le tirage au sort permet d'éviter un biais de sélection, comme une inégale répartition de patients plus gravement affectés, entre les deux groupes.

L'expression du résultat

L'expression du résultat d'un essai thérapeutique se fait sous la forme d'un risque relatif (RR). C'est le risque de tomber malade dans le groupe expérimental par rapport au risque de tomber malade dans le groupe témoin.

Tableau 6 : Répartition de deux groupes de 30 individus selon qu'ils soient ou non malades

	Individus malades (événements)	Individus sains (non événements)	Total
Groupe expérimental	2 (= a)	28 (= b)	n = 30
Groupe témoin	6 (= c)	24 (= d)	n = 30

Le risque de tomber malade dans la population traitée (TEE, ou Taux d'Evènements dans le groupe Expérimental) est de :
TEE = a / (a + b) soit 2 / (2+28) = 2/30 = 0,066.

Le risque de tomber malade dans la population non traitée (TET, ou Taux d'Evènements dans le groupe Témoin) est **de TET = c / (c + d) soit 6 / (6+24) = 6/ 30= 0,20**.

Le RR est le rapport entre les deux, **TEE/TET, soit 0,066 / 0,20 soit 0,33 où (33 %).**

Un **risque relatif inférieur à 1**, indique que le **traitement est efficace**, et **plus il est faible, plus le traitement est efficace. Si le traitement était nocif, le risque relatif serait supérieur à 1.**

L'efficacité du traitement peut être évaluée par la diminution du risque entre le fait de tomber malade dans le groupe témoin et celui de tomber malade dans le groupe traité. La « réduction du risque relatif », ou RRR, correspond à la différence de risque entre le fait de tomber malade dans le groupe témoin et le fait de tomber malade dans le groupe expérimental, rapportée au risque de tomber malade dans le groupe témoin.

La réduction du RR ou **RRR = (TET – TEE) / TET = 1 – (TEE/TET) = 1 – RR**

La réduction du risque relatif (RRR) est donnée en pourcentage. Ici, la réduction du risque relatif est égale à (1 – 0,33), soit 67 % : le traitement fait baisser le risque de tomber malade de 67 % par rapport au risque « normal » en dehors de tout traitement.

Prenons l'exemple de l'étude d'un vaccin contre la Covid-19.

Les données ci-dessous sont extraites d'une publication de Voysey et collaborateurs parus en 2020 et qui présente une analyse intermédiaire de l'efficacité du vaccin ChAdOx1 nCoV-19 (encore nommé AZD1222) contre la Covid 19. Cette étude rapporte les résultats d'un essai clinique de phase 3 mené au Brésil en 2020 (COV003, portant sur un total de 4088 personnes). Il s'agit d'un essai mené en simple aveugle, le groupe vacciné recevant deux doses du vaccin AZD1222 et le groupe témoin recevant à la place une solution saline. Les individus dits « malades » sont ceux qui ont présenté un résultat positif au test PCR sur prélèvement par écouvillon.

Tableau 7 : Etude randomisé d'un vaccin contre la Covid-19

	Individus malades	Individus sains	Total
Individus vaccinés (TEE)	12 (= a)	2051 (= b)	2063
Individus non vaccinés (TET)	33 (= c)	1992 (= d)	2025

Le calcul du risque relatif (RR) se fait par comparaison entre le risque d'être malade dans le cas du groupe expérimental (taux d'évènement chez les individus vaccinés = TEE) et celui d'être malade dans le groupe témoin (taux d'évènement chez les individus non vaccinés = TET) :

- Ici TEE groupe vacciné = 12/2063 = 0,005816 (0,6 % dans la publication) et
- TET groupe témoin = 33/2025 = 0,01629 (1,6 % dans la publication).
- Le risque relatif TEE/TET est donc 0,005816/0,01629 = 0,3570.

On note que le RR est Inférieur à 1, ce qui veut dire que ce risque relatif indique donc que le vaccin protège l'individu. L'efficacité du vaccin s'exprime par la réduction du risque relatif (RRR), c'est-à-dire RRR = 1 – 0,3570 = 0,643 ou encore 64,3 %.

Les avantages et limites des études expérimentales

L'avantage de ce type d'étude est que toute différence observée entre les deux groupes de patients est attribuée à l'intervention du traitement. Mais cela en fait une étude longue et coûteuse.

Ce type d'étude exige une population de patients la plus homogène possible, c'est-à-dire des patients qui ont une pathologie commune dominante, voire une unique pathologie, afin de mieux tester l'effet du traitement. De fait, ce type d'étude élimine une grande quantité de patients qui présentent une comorbidité ou des facteurs de risque particuliers.

LES MÉTA-ANALYSES

Les méta-analyses correspondent à des revues de synthèses reprenant les résultats de nombreuses études épidémiologiques préalablement publiées. La méta-analyse permet une analyse plus précise des données par l'augmentation du nombre de cas étudiés. Lorsque les études analysées sont de type cas/témoins, les résultats des méta-analyses s'expriment sous forme d'odds ratio OR).

- **Si la proportion entre malades et non malades ne change pas entre le groupe témoin et le groupe exposé, c'est-à-dire si l'OR est égal à 1, alors le facteur d'exposition (le traitement) n'a pas d'effet.**
- **Si ce rapport est inférieur à 1, alors le traitement a un effet, et plus l'odd ratio est faible plus le traitement est efficace.**
- **Si l'odd ratio est supérieur à 1, le traitement est néfaste.**

Intérêt des odds ratio dans les méta-analyses ?

Les odds ratio (OR) sont utilisés dans les études cas-témoins pour évaluer les effets indésirables des médicaments ou ceux de l'exposition à un produit nocif. Dans ces études, la prévalence de l'évènement indésirable (le taux d'évènement indésirable dans le groupe témoin) n'est pas connue (le groupe de référence est un groupe de personnes atteintes de la maladie et le groupe témoin est constitué d'une population identique non atteinte). On ne peut donc pas connaître le risque relatif puisqu'on ne connaît pas son dénominateur.

L'odd ratio permet dans ce cas d'évaluer l'impact du produit ou de l'exposition sans avoir à connaître la prévalence de l'évènement indésirable. Cette évaluation a un degré de rigueur d'autant plus grand que la prévalence de l'évènement indésirable est faible, c'est-à-dire que la différence entre le dénominateur de l'odd (c'est-à-dire d) et celui du risque ou TE (c'est-à-dire c+d) est petite, si c'est petit. Pour un évènement rare on peut donc utiliser l'odds ratio à la place du risque relatif, ce qui permet de contourner le problème de la méconnaissance de la prévalence.

Il est à noter que toutes les méta-analyses ne s'appuient pas forcément sur des études cas-témoins. Elles peuvent aussi se fonder sur des essais cliniques randomisés contrôlés, auquel cas le résultat de la méta-analyse peut s'exprimer sous la forme d'un risque relatif.

LE NIVEAU DE PREUVE EN ÉPIDÉMIOLOGIE

Le terme d'Evidence-Based Medicine (EBM) a été défini au cours des années 1980, au Canada, à l'école de médecine Mc Master à Hamilton (près de Toronto, au Canada). Ce concept nouveau de « médecine fondée sur des faits démontrés » fut précisé dans une publication parue dans le JAMA (*Journal of the Americain Medical Association*) en 1992 (6). Cet article princeps affirmait que l'EBM pouvait s'appliquer non seulement à l'apprentissage mais aussi à la pratique de la médecine.

L'évidence base en médecine (EBM) se définit comme « l'utilisation consciencieuse et judicieuse des meilleures données actuelles de la recherche clinique dans la prise en charge personnalisée de chaque patient ». La finalité de cette médecine est d'essayer de transformer les pratiques subjectives en une médecine « rationnelle » afin de mieux soigner les malades. La mise en place d'une telle médecine nécessite des études épidémiologiques de haut niveau de preuves (comme des essais cliniques multicentriques (3) randomisés sur des nombres élevés de patients représentatifs de la pratique quotidienne des médecins).

Toutes les présomptions d'une « preuve médicale » n'ont pas la même valeur. Au-delà des opinions personnelles de médecins, de référents d'une spécialité médicale ou de comités d'experts, se fondant tous sur leurs propres observations, seules les études épidémiologiques permettent d'accéder à un certain niveau de preuve. Elles sont classées ci-dessous par ordre de crédibilité ou niveau de preuve décroissant (7).

Tableau 8 : Les niveaux de preuve en épidémiologie

Type de données	Type d'étude épidémiologique	Niveau de preuve	Grade des recommandations
Essais comparatifs randomisées (ECR) de forte puissance	**Étude d'intervention**	**1**	**A Preuve scientifique établie**
Méta-analyses d'essais randomisés	**Étude d'intervention**		
Essais comparatifs randomisées (ECR) de faible puissance	Étude d'intervention	2	B Présomption scientifique
Essais comparatifs non randomisés	Étude d'intervention		
Études de cohortes	Étude d'observation		
Études cas-témoins	Étude d'observation	3	C Faible niveau de preuve scientifique
Études rétrospectives	Étude d'observation	4	
Séries de cas	Étude d'observation		
Étude épidémiologiques descriptives	Étude d'observation		

On constate d'après cette hiérarchie de crédibilité des études épidémiologiques que les méta-analyses d'essais randomisés sont les plus crédibles. Leurs résultats constituent des preuves scientifiques établies et fournissent des bases solides à l'évolution des pratiques médicales.

CHAPITRE IV :

INDICATEURS DE SANTÉ D'UNE POPULATION

DÉFINITIONS

Un indicateur est un « Instrument qui fournit une indication » (Le Robert). C'est aussi un « Outil de mesure ou un critère d'appréciation de l'état d'un phénomène à un moment donné » (Lexique économique, 1984).

Pour mesurer l'état de santé d'une population, des données appelées indicateurs de santé sont utilisées. Trois dimensions servent de repère pour caractériser la santé d'une population :

- **Les caractéristiques de la population** : les problèmes de santé ne sont pas répartis de manière uniforme dans la population, mais se concentre plus particulièrement dans un groupe spécifique (masculin, féminins), groupe d'âge, catégories socio professionnelles, niveau d'éducation, provenance …)
- **Le temps** : l'état de santé d'un groupe varie au cours du temps.
- **L'espace** : l'état de santé des groupes qui vivent en des lieux différents d'une même localité, d'un même département, d'une même région ou d'un même pays peut présenter des écarts significatifs qui appellent des explications et peuvent justifier ici encore des efforts particuliers pour réduire ces inégalités.

Les indicateurs de santé sont des mesures utilisées pour décrire l'état de santé et de bien–être de la population (indicateurs d'état de santé) et les facteurs déterminants ou influençant la santé (indicateurs des déterminant de la santé).

Ils constituent des précieux instruments de mesure qui permettent de quantifier et permettre la comparaison des informations afin de suivre les progrès réalisés dans le domaine des interventions en santé.

On peut les classer de différentes manières. Il peut s'agir d'indicateurs de politique, démographique, socio-économique, de l'état de santé et nutritionnels. On peut également les classer en indicateurs de moyens (équipement, personnels …), d'environnement ; socio-économiques, de production (nombre de consultations, nombre de séjour ...) et de santé et de l'état nutritionnel.

INTÊRET DES INDICATEURS

- Connaitre et évaluer l'état de santé d'une population à une période (mois, année) donnée.
- Classer les problèmes de santé pour déterminer les priorités en santé publique.
- Apprécier l'évolution de la consommation médicale.
- Prévenir la maladie (recherche étiologique)
- Promouvoir la santé (information de la population, étude de l'utilité des actions sanitaires)
- Evaluer les actions de soins entreprises.
- Evaluer les progrès grâce à la chute de la mortalité ou de la morbidité

OUTILS DE CALCULS ET MODE D'EXPRESSION DES INDICATEURS

Toute mesure en épidémiologie doit être précédée par une définition précise des deux termes du rapport à savoir la définition d'un cas (numérateur) et la définition de la population concernée (dénominateur).

Mode d'expression des indicateurs de santé

Le Nombre

C'est le cas d'un nombre absolu dans une zone ou dans une population donnée. Par exemple le nombre d'enfants malnutris enregistrés durant la période de soudre au CSCOM de Sirakoro-Meguetana en 2023.

La Proportion

La proportion est un rapport dans lequel le numérateur est un sous-ensemble du dénominateur. **p = A / (A+B).** Elle s'exprime sous forme d'un nombre compris entre 0 et 1 ou bien en pourcentage (par mille, pour dix mil, cent mil…)

Exemple : Dans une population de 17 500 enfants de moins de cinq ans, on constate que 3250 sont correctement vaccinés contre la poliomyélite.

La proportion d'enfants correctement vaccinés contre la poliomyélite est de 3250/17500=0,185 = 18,5%. Cette proportion est communément appelée « couverture vaccinale ».

Le Taux

Comme tout indicateur de morbidité, il mesure la morbidité ressentie, diagnostiquée ou réelle, s'exprimant sous forme de **taux**. Le taux est un rapport qui prend la notion de temps. C'est le rapport entre le nombre de personnes ayant subi un événement donné pendant une période donnée et l'ensemble de personnes susceptibles de connaitre l'évènement pendant cette période.

Taux = A / (A+B) pendant une période t

Exemple : Entre janvier et février 2022, le CSCOM de Bandiagara a enregistré 227 cas de méningite à méningocoque

C, parmi la population de son aire de santé qui fait 31 100 habitants. Le taux = 27/31100 x 100 = 0,73%. Ce taux peut être appelé taux d'attaque.

Taux d'incidence :
Il mesure le nombre de nouveaux cas apparus sur une période donnée sur la population exposée au milieu de cette période x K

Il existe par ailleurs plusieurs types de taux d'incidence ayant chacun leur particularité et leur utilité :

Taux d'attaque :

Le taux d'incidence est calculé sur une très courte période ne dépassant en général pas un mois (exemple : survenue des toxi-infection alimentaires collectives ou TIAC).

Ratio d'infection ou incidence ratio :

C'est le nombre de nouveaux cas apparus sur une période donnée sur le nombre de sorties sur la même période. Ce taux présente un avantage de simplicité dans la mesure où le dénominateur peut être fourni à partir d'informations déjà collectées pour un autre motif, médical ou administratif.

Densité d'incidence (spécifique, liée à un risque)

C'est égal au nombre de nouveaux cas apparus sur une période donnée sur la somme des durées d'exposition au risque étudié sur cette même période.

Exemple : Pour le nombre de bactériémies pour 1000 journées de cathétérisme veineux
Central (on dira: "pour 1000 journées-cathéter").

Ce taux présente l'avantage d'introduire la notion de durée d'exposition à un facteur de risque infectieux, qui peut être très variable d'un individu à l'autre, ou d'un service à l'autre. Il permet donc des comparaisons dans l'espace et dans le temps **"à niveau d'exposition égal".** Il est employé préférentiellement dans les unités de soins intensifs et services de réanimation

Taux de prévalence

La prévalence mesure la proportion de malade à un instant donné

C'est égal au nombre de cas d'une maladie à un moment donné (ou sur une période donnée) sur la population à ce moment (ou sur cette période) x K.

Ces indicateurs sont les plus utilisés, mais ils ne donnent de la santé de la population qu'une mesure négative et ils ne sont pas suffisants pour rendre compte des aspects qualitatifs des phénomènes morbides. Il existe donc d'autres indicateurs :

- Des indicateurs de santé positive (poids et taille des enfants...);
- Des indicateurs fonctionnels (apprécient les conséquences des maladies sur l'activité physique et sociale des individus : notions de déficience, incapacité, handicap);
- Des indices d'espérance de santé (tenant compte de la durée et de la qualité de la vie);
- L'espérance de vie en bonne santé ;
- L'espérance de vie sans incapacité.

Le Ratio :

C'Est le rapport entre 2 nombres appartenant à des classes mutuellement exclusives d'une même variable, Ratio = A / B. Il s'exprime en nombre sans unité

Exemple : Dans une population de 41 enseignants de santé publique de la faculté de Médecine, il y a, 22 hommes et 19 femmes. Dans ce cas le Ratio homme / femme = 22/19= 1,16.

La Cote :

La cote est le rapport (le ratio) de la probabilité de survenue d'un événement sur sa probabilité de non Survenue. On l'utilise parfois pour exprimer un ratio donc il est principalement utilisé dans les enquêtes étiologiques : la cote des exposés sur les non-exposés. Elle s'exprime en nombre d'unités du numérateur pour une unité du dénominateur.

Exemple : Lors d'une épidémie de 75 cas d'intoxication alimentaire survenus brutalement dans le village de Amachach, on a observé 53 cas ayant consommé un aliment de la viande de brousse avariée et 22 cas n'en ayant pas consommé :

Cote d'exposition chez les cas = 53/22 = 2,4 cas exposés pour 1 cas non-exposé.

L'Indice

L'indice est le rapport entre deux quantités désignant des effectifs différents mais de nature différente.

Exemple : Nombre de lits d'hôpital par médecin : 25 lits par 1 médecin

Nombre de boîtes de césariennes par médecin gynécologue : soit 2 par gynécologue

Nombre de table d'accouchement en bon état par sage-femme : soit 1 par sage-femme.

Critères de choix des Indicateurs (OMS)

Validité : C'est l'aptitude de mesurer ce qu'on cherche à mesurer réellement

Fiabilité : La capacité de donner de résultats identiques dans des situations identiques

Sensibilité : C'est être capables de mesurer rapidement les variabilités du phénomène étudié. C'est par exemple la capacité pour un test de détecter les **vrais Positifs chez les malades/**
La sensibilité correspond à la probabilité d'être testé positif lorsqu'on est malade :

$$Sensibilité = \frac{Vrai\ Positif}{Vrai\ Positif + Faux\ Négatif}$$

Spécificité, La spécificité par contre d'un test est sa capacité à détecter les **vrais négatifs chez les non malades**
La spécificité correspond à la probabilité d'être testé négatif lorsqu'on n'est pas malade :

$$Spécificité = \frac{Vrai\ Négatif}{Vrai\ Négatif + Faux\ Positif}$$

Exemple : Si on prend un test de diagnostic rapide (TDR) afin de détecter la maladie à Covid-10A, Sur un échantillon 1 000 patients suspects testés, on trouve 500 malades (test TDR Positifs) et 500 non pas malades (test TDR négatif). On effectue le test et on obtient les résultats suivants :

	Malade	Non Malade
Test positif	478	73
Test Négatif	22	427

On peut donc calculer la sensibilité et la spécificité :

$$Sensibilité = \frac{478}{478+22} = 95{,}6\ \%$$

$$Spécificité = \frac{427}{427+73} = 85{,}4\ \%$$

Représentativité : En statistique, la représentativité d'un échantillon est la qualité qui représente, par ses caractéristiques, l'ensemble de la population dont il est extrait. Il faut pour cela que les statistiques que l'on peut en tirer soient fiables et donnent une bonne image (ou représentation) de l'ensemble de la population.

Acceptabilité : L'acceptabilité d'une intervention c'est d'être accepté par la population d'étude

Universalité : C'est la capacité pour une action ou une intervention d'être utile à large échelle pour toutes les régions ou tous les pays.

LES DIFFÉRENTS TYPES D'INDICATEURS

La typologie des indicateurs varie en fonction de la nature des mesures souhaitées, ce qui fait qu'on peut avoir plusieurs types de classification.

L'une des classifications des indicateurs s'applique à l'espérance de vie, la mortalité, la morbidité, aux facteurs de risque, à des caractéristiques environnementales, sociales, économiques, culturelles. Ils peuvent être directs ou indirects.

Les indicateurs peuvent s'appliquer également à des mesures utilisées pour décrire l'état de santé et de bien –être de la population (indicateurs d'état de santé) et les facteurs déterminants ou influençant la santé (indicateurs de déterminant de santé) ;

- Indicateurs de moyens (équipements personnels, etc…)
- Indicateurs d'environnement
- Indicateurs socio-économiques.
- Indicateurs de production (nombre de consultations, nombre de séjour,)
- Indicateurs de santé

INDICATEURS DÉMOGRAPHIQUES

La pyramide des âges

La pyramide des âges est la représentation graphique de la distribution des effectifs de population selon l'âge et le sexe. Sa forme traduit les caractéristiques évolutives de la population étudiée :

- La population qui croît rapidement (pays en développement): forme de pyramidale ;
- la population qui croît lentement après un accroissement rapide (France): forme de losange. Les principaux facteurs agissant sur la forme de la pyramide des âges sont la natalité, la mortalité et les migrations.

Pyramide des âges du Mali, 2023

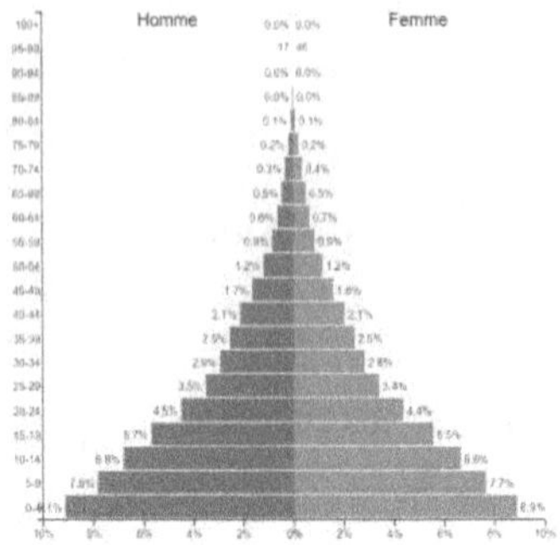

Source : https://www.populationpyramid.net/fr/mali/2023/

Pyramide des âges de la France, 2023

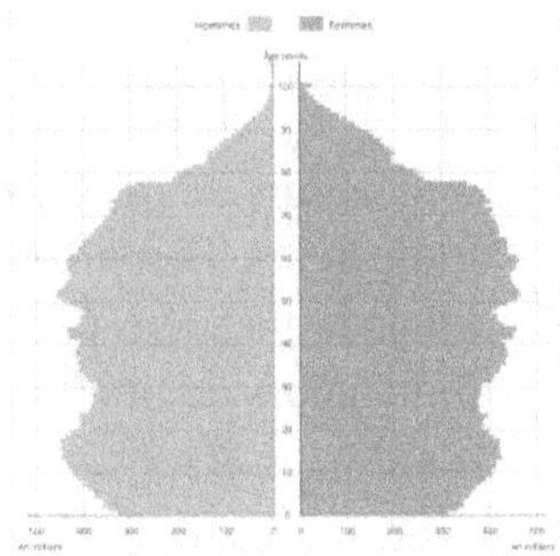

Source : https://www.insee.fr/fr/statistiques/2381472

L'espérance de vie peut être déterminée à la naissance ou à un âge donné. **L'espérance de vie à la naissance** se définit comme étant le nombre moyen d'années qu'un nouveau-né peut vivre.

L'espérance de vie à la naissance

L'espérance de vie

L'espérance de vie peut être déterminée à la naissance ou à un âge donné. **L'espérance de vie à la naissance** se définit comme étant le nombre moyen d'années qu'un nouveau-né peut vivre.

La durée prévue est l'un des indicateurs démographiques le plus important. Il montre le nombre moyen d'années de la vie à venir d'une personne. C'est-à-dire la vie à venir d`une personne peut rester théoriquement sans changement à condition que les taux de fécondité et de mortalité actuels restent inchangés pendant toute la vie.

L`espérance de vie moyenne à la naissance pour les deux sexes au Mali est de 60.5 ans en 2024. Il est en dessous de l'espérance de vie moyenne dans le monde, qui est d'environ 71 ans. **Il** est de 58,8 ans pour les hommes et de 62,2 ans pour les femmes (Division *de la population du Département des affaires économiques et sociales des Nations Unies)*

L'espérance de vie à un âge donné est le nombre moyen d'années que les individus peuvent vivre à partir d'un âge donné. Cet indicateur permet de comparer, par exemple, les différentes catégories socio-professionnelles. **Les années potentielles de vie perdue** représentent le nombre d'années qu'un individu, mort prématurément, n'a pas vécues. Cet indicateur traduit l'importance des décès prématurés (accidents de la circulation, par exemple).

Densité de Population

La densité de la population est le rapport entre l'effectif de la population d'une localité ou pays donné au milieu de l'année par rapport à la superficie de cette localité ou pays sur la superficie au Km² de ladite localité ou pays. Exemple : La densité de la population malienne en 2023 est égale à : 22 294 390/1 241 238 km², soit 17,96 habitants au km²et en 2024, la densité de la population est de 24674532 /1 241 238 km², soit 19,87 habitants au Km².

Taux d'accroissement naturel de la population

Le taux d'accroissement naturel de la population est égal au (nombre de naissances vinates, moins le nombre de décès), plus le (nombre d'immigrés moins le nombre d'émigrés) durant l'année, le tout divisé par la population au milieu de l'année que multiplie le facteur k qui est habituellement mille (1000).

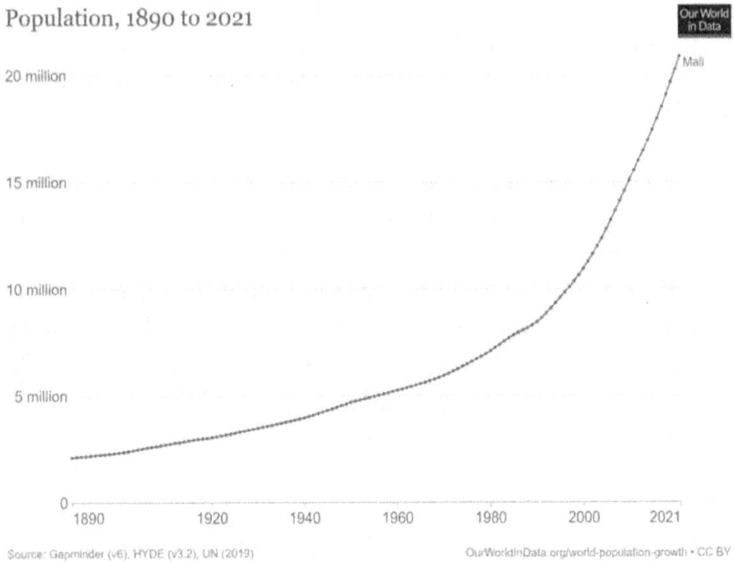

Figure 4 : Evolution démographique de la population malienne de 1890 à 2021.

Taux d'accroissement naturel de la population =
(Nbre de naissance vivantes - Nombre de décès) + (Nbre Immigrés – Nbre émigrés) pendant l'année / population au milieu de l'année*1000

$Pt = P0 * (1+r)^n$ Ex : $P2024 = P2022 * (1+0,0302)^2$

P0 = année de référence, ici 2022 avec une population de 23 269 080 habitants
n = nombre d'années, ici = 2 ans)
r = taux d'accroissement annuel qui est de 3,02 en 2022 soit 0,0302

P2024 = $P2022*(1+0,0302)^2$ = 23 269 080 * (23 269 080+(23 269 080*0,0302) ^{2}

= **24 674 532 habitants**

Indicateurs de fécondité et de natalité

Le taux brut de natalité est le rapport entre le nombre de naissances vivante au cours d'une année sur la population totale au milieu de l'année multiplié par un facteur k (généralement k = 100). **Ex :** Le taux brut de natalité était de et 50,1 ‰ en 2006 et de 49,82 ‰ en 2001.

Le taux global de fécondité permet de comparer des pays entre eux car il contrôle en partie l'effet de l'âge. Il est le rapport entre le nombre de naissances vivantes durant l'année sur le nombre de femmes de 15 à 49 ans (femmes en âge de procréer) au milieu de l'année multiplié par 100. Cet indicateur en ne prenant en compte que la population féminine en âge de procréer, il souligne ainsi le vieillissement plus ou moins grand de la population.

Ex : Les taux de natalité brut du Mali ont varié de 50,65% en 1968 à 41,64% en 2021.

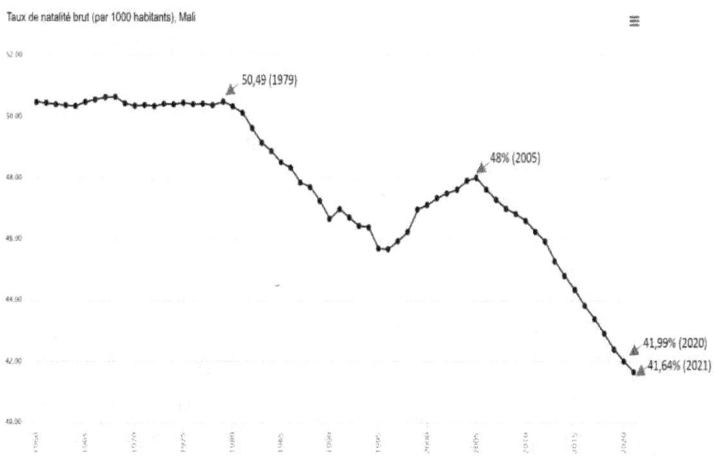

Source : Perspective monde, Banque Mondiale, consulté le 02/04/2024

Figure 5 : Evolution du taux brut de natalité au Mali de 1060 à 2021

Indice synthétique de fécondité

Il correspond au nombre total d'enfants qui seraient nés d'une femme qui pendant toute son existence serait soumise aux conditions de fécondité de l'année (6,5 au Mali en 2022). L'ISF est passé de 7,1 en 1987 à 6,8 en 2001 puis à 6,3 en 2018.

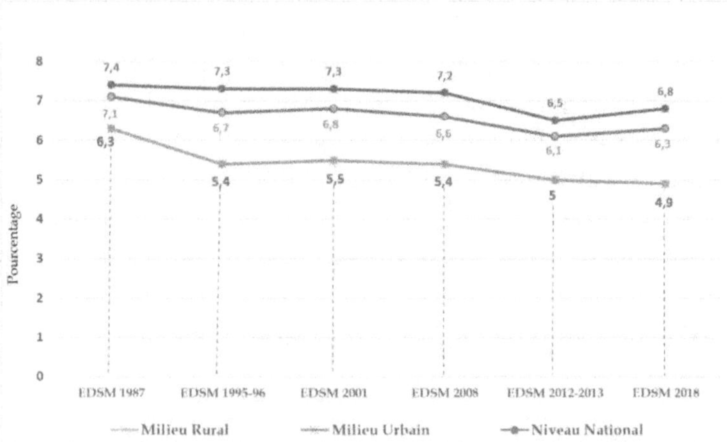

Source *: Macro, CPS-Santé, Enquêtes démographiques et de santé du Mali de 1987 à 2018.*

Figure 6 : Evolution de l'Indice synthétique de fécondité au Mali de 1987 à 2018, pour les 3 années avant chaque enquête.

Ratio de dépendance démographique

Le **ratio de dépendance démographique** montre la charge sur la société et l'économie de la population qui n'appartient pas à la population valide (partie dépendante de la population). La population qui n'appartient pas à la population en âge de travailler est comprise comme la population totale de moins de 15 ans et la population de plus de 64 ans. L'âge de la population en âge de travailler (partie productive de la population) se situe respectivement entre 15 et 64 ans (*Division* *de la population du Département des affaires économiques et sociales des Nations Unies*).

Le taux de dépendance reflète directement les dépenses financières consacrées à la politique sociale de l'État. Par exemple, avec une augmentation de ce coefficient, les coûts de construction des établissements d'enseignement, de la protection sociale, des soins de santé, des pensions, etc. devraient être augmentés.

Ratio de dépendance total

Le ratio de dépendance

Le Ratio de dépendance total est calculé comme étant le rapport entre la partie dépendante de la population et la partie valide ou productive de la population. C'est la somme de la population des mins de 25 ans, plus celle de 64 ans et plus, divisé par la population âgée de 15 à 64 ans. Au Mali, ce ratio de dépendance totale est de 101% en 2023 selon la division de la population du département des affaires économiques et sociales des nations unies.

Comme on peut le voir, la taille de la population d'âge handicapée est pratiquement égale à la taille de la population valide. Cela signifie que chaque personne qui travaille au Mali doit subvenir à ses propres besoins, ainsi qu'à une personne en dessous ou au-dessus de l'âge en capacité de travailler. Une valeur de 101 % indique une charge sociale élevée pour la société.

Ratio de remplacement potentiel

Le Ratio de remplacement potentiel des enfants

Le ratio de remplacement potentiel est enfants est calculé comme le rapport entre la population en dessous de l'âge de travailler sur la population en âge de travailler. Ce ratio de dépendance des enfants est égal à la population d'enfants de moins de 15 ans sur la population de 15 à 64 ans (en âge de travailler). Ce ratio de remplacement potentiel au Mali est de 95,1% en 2023 selon le Département des affaires économiques et sociales des Nations Unies.

Le Ratio de dépendance des personnes âgées

Le ratio de dépendance des personnes âgées est calculé comme le rapport entre la population en âge de travailler sur la population en âge de travailler. Il est égal à la population de plus de 64 ans divisé par celle des 14 à 64 ans. Ce ratio de dépendance des personnes âgées pour le Mali est de 5,9 % en 2023.

Taux brut de scolarisation du primaire

Le taux de scolarisation du primaire se calcule comme étant l'effectif total des élèves du primaires sur la population d'âge théorique du primaire * k

Taux Brut de scolarisation au primaire = 94 %, Garçons 103 %; Filles 86 % (14, Unicef,2008) Taux Net de scolarisation au primaire = 40 %, Garçons 46 %; Filles 40 % (14, Unicef,2008).

Taux brut de scolarisation du secondaire

Le taux de scolarisation du secondaire se calcule comme étant l'effectif total des élèves du secondaire/population d'âge théorique du secondaire * k

Brut = 70 %, Garçons 79 % ; Filles 66 % (14, Unicef,2008)

Net = 22 %, Garçons 23 % ; Filles 22 % (14, Unicef,2008)

Taux brut de scolarisation du supérieur

Le taux de scolarisation du supérieur se calcule comme étant l'effectif total des élèves du supérieur /population d'âge théorique des étudiants du supérieur *k

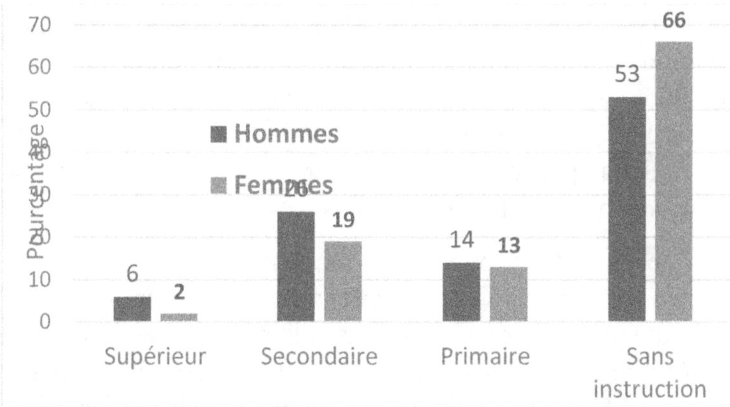

Figure 6 : Répartition (en %) des femmes et des hommes de 15-49 ans en fonction du plus haut niveau d'instruction atteint (EDSM, 2018)

Taux d'alphabétisation

Le taux d'alphabétisation est égal à la population ayant été scolarisée sur Population totale au milieu de l'année * k

Selon l'enquête démographique et de santé du Mali de 2018, deux tiers des femmes de 15-49 ans (66 %) n'ont aucun niveau d'instruction. Cette proportion est de 53 % parmi hommes de 15-49 ans. Seulement 2 % des femmes et 6 % des hommes ont un niveau d'instruction supérieur. Dans l'ensemble, 28 % des femmes et 47 % des hommes sont alphabétisés.

Le taux brut d'alphabétisation chez les 15 ans et plus est de 31 % en 2021 avec 41,4% chez les hommes contre 21,6% chez les femmes (15, INSAT, 2022).

Accessibilité à l'eau potable

Le taux d'accessibilité à l'eau potable est égal à la proportion de ménage ayant accès à l'eau potable sur la Populations totale * k

En 2005, c'est 48 % de la population malienne avait accès à l'eau potable (16, source BM, 2006). Selon l'enquête ELIM de 2006, l'accès à l'eau potable pour la population malienne était de 78,5 % avec 95,4% pour le milieu urbain et 68,4% en milieu Rural, par contre l'enquête EMOP de 2016 trouvait que 78,7% de la population malienne avec accès à l'eau potable.

Près de 83% de la population malienne utilisaient de l'eau potable provenant d'une source améliorée, c'est-à-dire un point d'eau amélioré à 30 minutes aller-retour maximum. Ce taux est de 72% dans le milieu rural et 96% en milieu urbain. Par contre 2. 4% de la population malienne faisaient un trajet aller-retour de plus de 30 minutes afin d'aller chercher l'eau d'un point d'eau amélioré, ce qui est un service limité. Ce taux est de 4% en milieu rural et urbain. De même, 3. 12% de la population utilisaient de l'eau provenant d'une source non protégée. En milieu rural, ce taux est de 22% et 4. 1% de la population malienne utilisaient des eaux de surface. En milieu rural, ce taux est de 2% (17, *source IRC, Mali sur la base de données JMP 2020 publiées en 2021*).

Selon l'Enquête démographique et de santé du Mali de 2018, un ménage compte, en moyenne, 5,8 personnes. Dans l'ensemble, 17 % des ménages sont dirigés par une femme. Plus de la moitié de la population des ménages (52 %) sont des enfants de moins de 15 ans (EDSM, 2018).

Accessibilité à des installations sanitaires d'évacuation des excréments

> **C'est la proportion de ménages disposant de chasses d'eau ou de latrines aménagées/population totale multiplié par 100**.

En 2018, selon l'Enquête démographique et de santé du Mali, près de 7 ménages sur 10 s'approvisionnent en eau de boisson auprès d'une source améliorée dont 95 % en milieu urbain contre 62 % en milieu rural. Plus de la moitié des ménages

(55 %) utilisent des installations sanitaires améliorées. Plus d'un tiers des ménages (35 %) utilisent des toilettes non améliorées et 9 % n'ont pas de toilettes (EDSM, 2018).

En 2020, c'est 20% de la population malienne qui bénéficiaient d'un service d'assainissement géré en toute sécurité. Ce taux est de 28% en milieu rural et 10% en milieu urbain. Durant la même période, 2,25% de la population utilisaient des installations améliorées qui ne sont pas partagées avec d'autres ménages. En milieu rural, ce taux était de 9% et de 46% en zone urbaine. En termes d'utilisation d'installations sanitaires améliorées, 3,17% utilisaient des installations améliorées partagées entre 2 ou plusieurs ménages. En rural, ce taux est de 7% contre 30% en milieu urbain. L'utilisation des latrines sans dalle ou plateforme, latrines suspendues ou latrines à seau était de 4, 32%. Ce taux était de 47% en milieu rural et 14% en milieu urbain.

La défécation à l'aire libre était pratiquée par 5, 5% de la population avec 9% en milieu rural (17, source IRC, Mali sur la base de données JMP 2020, publiées en 2021, in https://www.ircwash.org/jmp.mali/2020, consulté le 15 avril 2024).

En termes d'hygiène, 17% de la population disposaient des installations de lavage des mains avec de l'eau et du savon en 2020. Ce taux est de 9% en milieu rural et de 27% en milieu urbain. La disponibilité des installations de lavage des mains sans savons et/ou eau à domicile était durant la même période de 2, 53%. Ce taux est de 61 % en rural et de 42% en zone urbaine. Par contre 3,30% ne disposaient pas d'installation de lavage des mains avec 29% au niveau rural contre 31% au niveau urbain.

La couverture des services basiques en eau de boisson est passée de 74 à 83 % entre 2015 et 2020. Entre-temps, les services non-améliorés sont passés de 19 à 12 % sur la même période. La couverture des services gérés en toute sécurité, en assainissement, est passée de 16 à 20 %. Au même moment, les services basiques sont passés de 21 à 25 % et les services non-améliorés de 37 à 32 %

Par rapport au niveau de service en 2020, le Mali est en avance sur ces voisins Burkina et Niger dans la couverture des services en eau potable et en assainissement. Pendant que le Mali affiche, en 2020, une couverture des services basiques en eau potable de 83 %, le Burkina et le Niger affichaient chacun 47 %. Il en était de même en assainissement, 45 % (Mali) contre 22 % (Burkina) et 15 % (Niger). Cependant, en couverture de services basiques en hygiène, le Niger (23 %) dépassait ses voisins Mali (17 %) et Burkina (9 %). Dans l'Afrique subsaharien, le Mali figure parmi les tops 5 dans le domaine de la couverture des services dans les écoles en matière d'hygiène. Il fait partie par contre des tops 10 de cette même couverture de services, mais en eau, dans les écoles. Il n'a malheureusement pas de bonne côte en assainissement dans les établissements scolaires.

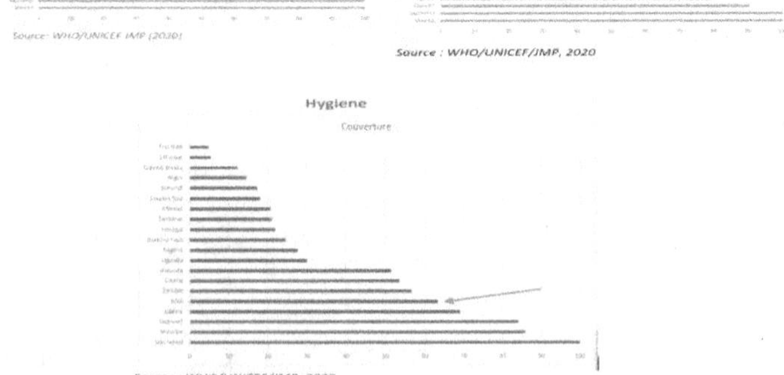

Figure 7 : Niveau de couverture en WASH de différents pays Africains

INDICATEURS ÉCONOMIQUES

Taux de pauvreté

C'est égal au Nombre de personne vivant sous le seuil de pauvreté/population totale*1000.

Seuil de pauvreté = 137 000 F/an *(source ODHD, profil de la pauvreté au Mali, 2001, 72p.)*

Taux National =,68,3 % (2001) et 64,4 % (2006)

Taux Urbain = 37,4 % (2001) et 31,8 % (2006)

Taux rural = 97,2 % en 2001 et 79,5 % (2006)

(18, source : Mali, Synthèse rapport de Suivi des OMD, Nov, 2007, 14p).

Le produit intérieur brut (PIB)

Le produit intérieur brut (PIB) est l'indicateur le plus retenu pour évaluer la production de biens et services d'un pays pendant une année. Il illustre l'importance de l'activité économique d'un pays. Cependant, la valeur du PIB en **dollars courants** peut être trompeuse de plusieurs manières, en particulier lors de comparaisons entre deux ou plusieurs années. D'abord, parce qu'elle peut être gonflée à cause de l'inflation (ou l'inverse à cause de la déflation). C'est pour cette raison que l'on a souvent recours au PIB **en dollars constants**. On doit aussi tenir compte de la population ; il est alors utile d'examiner le même indicateur **par habitant**. Enfin, pour des comparaisons internationales plus adéquates on doit examiner la donnée formulée en PPA (parité pouvoir d'achat). (***Source** : Banque mondiale, in https://perspective.usherbrooke.ca/ consulté le 15 avril 2024).*

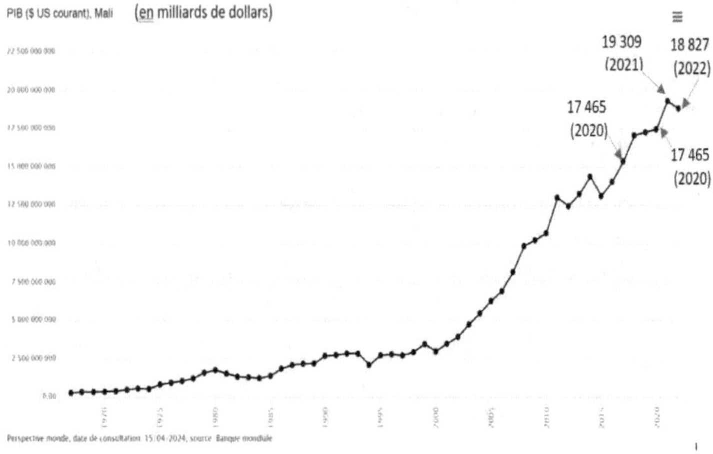

Figure 8 : Evolution du Produits intérieur Brut (PIB) du Mali de 1967 à 2022 en dollars courant

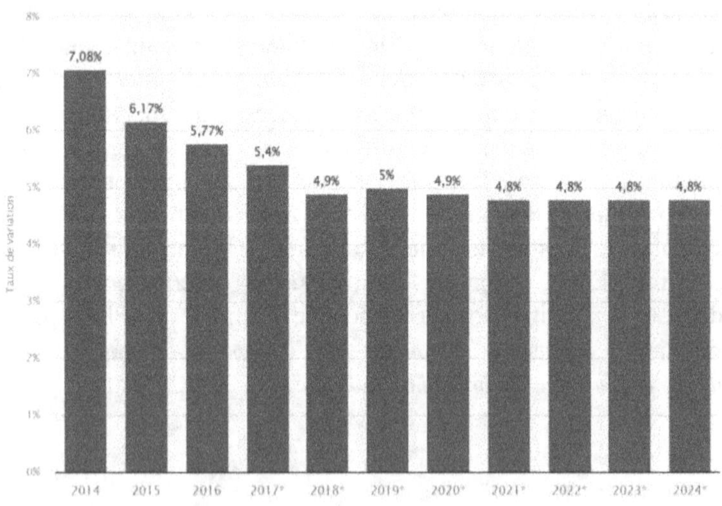

Source *: Statista Research Department, 22 août 2023*

Figure 9 : Taux de croissance du PIB réel du Mali de 2014 à 2024

Produit National Brut (PNB)

> **PNB = PIB + les Revenus des acteurs économiques du pays (Mali) établis à l'étranger - les revenus des acteurs économiques étrangers établis dans le pays.**

Le PNB est la valeur totale de la production finale de richesses (valeur des biens et services créés - valeur des biens et services détruits ou transformés durant le processus de production) des acteurs économiques d'un pays donné au cours d'une année donnée.

À la différence du PIB, il inclut les produits nets provenant de l'étranger, c'est-à-dire le revenu sur les investissements nets réalisés à l'étranger (cet élément étant négatif si les revenus des investissements de l'étranger sur le territoire national sont supérieurs aux revenus des investissements du pays à l'étranger). Le terme « national », dans « produit national brut », reflète ainsi la prise en compte de la valeur ajoutée produite par les résidents du pays en question (principe de nationalité) mais il n'est pas intérieur parce qu'une partie de cette valeur ajoutée est produite à l'étranger (le PIB est basé sur le principe de territorialité). Le PNB, de même que le PIB, inclut la TVA du pays, ce dont la légitimité est contestée.

INDICATEURS ÉPIDÉMIOLOGIQUES

Selon le phénomène observé, maladie ou décès on distingue les indicateurs de morbidité qui décrivent la fréquence des maladies et les indicateurs de mortalité qui décrivent la fréquence des décès au sein d'une population donnée.

Lorsqu'un phénomène est étudié à un moment donné sans préjuger de son évolution dans le temps, les indicateurs utilisés sont des indicateurs statiques : prévalence, mortalité proportionnelle, létalité. Lorsqu'il s'agit d'étudier l'évolution du phénomène, les indicateurs sont dits dynamiques, c'est le taux d'incidence, le taux d'attaque et le taux de mortalité.

Indicateurs de morbidité :

Taux de prévalence :

C'est un indicateur qui prend en compte l'ensemble des cas d'un évènement observé à un instant donné (ou une période donnée) dans une population donnée en permettant de connaitre son état de santé à cet instant. C'est le nombre de cas (nouveaux + ancien) d'une maladie à un moment donné sur la population dont sont issus ces cas au même moment. Il s'exprime par une proportion et non pas par un taux.

Nombre total de cas d une maladie donnée à un moment donné sur la p**opulation** à **risque au même moment multiplié par 1000.**

P = M/N, avec M= nombre de malades et **N** = Nombre de sujets dans la population étudiée

L'expression des résultats nécessite le calcul de l'intervalle de confiance. Le taux de prévalence nécessité pour l'expression des résultats de calculer l'intervalle de confiance de celle-ci. Pour un intervalle de confiance à 95% de la prévalence d'une maladie mesurée dans un échantillon d'individus permet d'affirmer que, dans la population générale, la prévalence de cette même maladie a 95% de chances de se situer entre les bornes de cet intervalle. Sa formule est la suivante :

$$\mathbf{IC = \pm 1{,}96 \sqrt{(pq/N)}}$$

$$\text{où } q = 1\text{-}p$$

Exemple : Dans un échantillon de 60 personnes tirées au sort dans la population générale de Sirakoro-Meguetana en 2023, on trouve une prévalence de 30% parmi un échantillon qui comporte 18 malades.

L'intervalle de confiance (IC) de cette prévalence est égal à :

$$\pm \mathbf{1{,}96\ \sqrt{(0{,}30 \times 0{,}70/60)}} = \pm\ 0{,}12 = [0{,}18 - 0{,}42]$$

Ce qui signifie que, dans la population générale de Sirakoro-Meguetana, il y a 95% de chances pour que la prévalence de cette maladie soit comprise **entre 18% et 42%**.

Plus l'échantillon est important (N), plus l'intervalle de confiance (IC) se resserre et donc plus la précision de la prévalence (p) mesurée sur l'échantillon est bonne et représentative de la prévalence de la maladie dans la population générale. La différence que l'on peut constater entre l'échantillon (convenablement tiré au sort) et la population générale est due aux "**fluctuations d'échantillonnage**" (ou fluctuations aléatoires, dues au hasard). Il faut néanmoins savoir que cette formule n'est applicable que si l'échantillon est suffisamment grand avec, Np **et Nq**, devant **être supérieurs 5**.

Taux d'Incidence

C'est un taux qui prend en compte la vitesse de survenue d'un évènement dans une population en figurant au numérateur le nombre de nouveaux cas apparus pendant une période de temps donnée. Et, selon la période de temps on distingue plusieurs façons de calculer l'incidence.
C'est le nombre de nouveaux cas sur la population exposée au risque pendant une période données multiplié par le facteur K.
(Nouveaux Cas / population exposée au risque pendant l'année x K).

Ces indicateurs permettent l'identification et la classification des problèmes de santé par ordre de priorité, de suivre l'évaluation des actions de santé dans ses différentes étapes et de faire la comparaison.

Exemple : Dans le village de Sirakoro-Meguetana qui compte 95 000 habitants en 2021, survient entre janvier et mars 2021, sur 1200 cas suspects de Chikungunia, 61 cas positifs ont été dénombré dont 40 femmes. Durant l'année 2021, au total 193 cas avaient été répertoriés.
Le taux d'incidence du Chikungunia au 31 mars 2021 = 61/95 000 x 100 = 0,1%
Le taux de prévalence en 2021 = 193 / 95 000 x 100 = 0,20 % où 2,03 ‰.

Indicateurs de mortalité

La mortalité indique le nombre en valeur absolue de décès sur une période de temps (jour, mois, année).

La mortalité prématurée,

La mortalité prématurée est elle-même un indicateur de l'incidence de morbidités prématurées graves, qui constitue un des problèmes majeurs de santé publique dans les pays développés.
La mortalité "évitable" se différencie selon 2 indicateurs (Inserm, 1994). Il peut s'agir également des décès des mères des suites de couches, de nouveaux nés par manque d'assistance qualifiée.

Mortalité "évitable" liée aux habitudes de vie :

Il s'agit des causes de décès dont la fréquence pourrait être diminuée essentiellement par une action sur les comportements individuels (risques liés à la consommation de tabac, d'alcool, à une conduite dangereuse, accidents de circulation, intoxication à des polluants dangereux...). Il peut s'agit de cancers (sein, poumon, foie, prostate) de l'alcoolisme, les accidents de la circulation, les suicides et sida non diagnostiqué et non ou mal traité.

Mortalité "évitable" liée au système de soins :

Il s'agit des causes de décès dont la fréquence pourrait être diminuée grâce à une meilleure prise en charge par le système de soins (y compris dans le cadre d'actions de dépistage), éventuellement renforcée par une action sur les comportements individuels. IL peut s'agir des cardiopathies ischémiques, les maladies cérébraux-vasculaires et hypertensives, les cancers du sein, de l'utérus, les ulcères digestifs-appendicites-hernies abdominales, la mortalité périnatale (- de 7 jours) et maternelle.

La Mortalité prématurée et la mortalité "évitable" doivent être considérées comme des indicateurs privilégiés pour l'analyse des dysfonctionnements internes du système de santé et de prévention dans son ensemble. Elles renvoient également au rôle des déterminants sociaux (niveaux et conditions de vie, niveau d'instruction...) à travers les comportements individuels, pratiques de santé et pratiques de recours aux soins. Ces indicateurs sont fréquemment utilisés, que ce soit sur le plan international, ou en France, sur le plan régional.

Taux de mortalité

Le taux de mortalité (TM) par contre indique le nombre de décès pendant une période donnée par rapport à la population pendant la même période.

TM = Nombre de décès pendant l'année / population pendant la même année X 100

Taux brut de mortalité (TBM)

Il correspond au nombre de décès survenant au cours de l'année par rapport à la population totale au milieu de l'année.

Ex : Le taux de mortalité brut au Mali en 2021 était de 9,7 pour 1000 avec une population de 21 900 000 habitants durant la même année. Ce taux de mortalité qui était de 34,97 en 1960 a régulièrement diminué passant de 24,67 en 1980 à 18,79 en 1990 pour atteindre 9,7 pour 1000 en 2021.

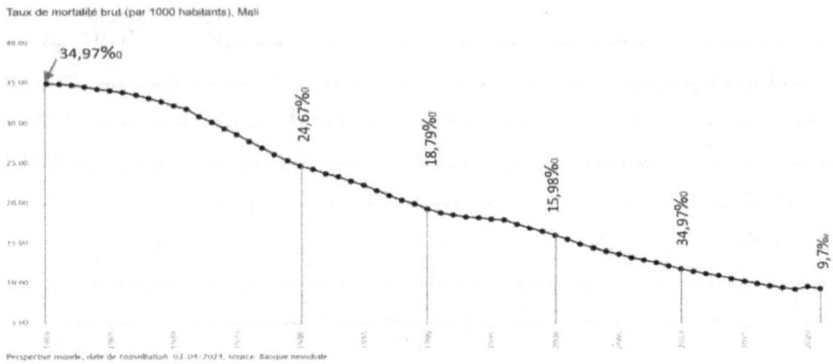

Figure 9 : Evolution du taux de mortalité brut au Mali de 1960 à 2021.

Taux de mortalité spécifique

Les taux spécifiques de mortalité apportent des informations sur certains groupes ou certaines causes de mortalité. C'est le nombre de décès dus à cette cause donnée pendant l'année sur la population au milieu de l'année multiplié par 100.

Ex : Taux de mortalité par salmonellose est égal au nombre de décès par salmonelle durant l'année sur le nombre total de la population au milieu de l'année, multiplié par 100.

De même le taux de mortalité par famine est égal au nombre de décès par famine au cours de l'année sur la population au milieu de l'année, multiplié par 100.

Le taux de mortalité spécifique peut être calculé selon l'âge, le sexe, la profession, la pathologie etc..

Le taux de mortalité spécifique selon l'âge, c'est le nombre de décès dans une tranche d'âge donnée pendant une période donnée sur la population totale de cette même tranche d'âge au cours de la période considérée que multiplie le facteur K (100, 1000)

Ex : La commune rurale de Tessalit comptait 25 000 habitants en 2023 parmi lesquels, les enfants de moins de 5 ans constituent 17**%** de la population**.** Au cours de l'année on a dénombré 91 décès d'enfants de moins de 5 ans dans la commune.

Le nombre d'enfants de moins de 5 ans = 25 000 x 17/100 = 4 250 enfants de moins de 5 ans. Ainsi, le taux de mortalité spécifique selon l'âge est = 91/4250 x 100 = 2,14%.

Taux de mortalité proportionnelle

C'est égal au nombre de décès dus à une cause pendant l'année sur le nombre total de décès de cette même année X 100

Exemple : Les données de l'évolution des déclarations de décès au Mali en 2020 font état de 57 097 décès déclarés au cours de cette période parmi lesquelles :

- 4 646 décès dus aux tumeurs
- 1586 décès dus aux maladies infectieuses
- 11 227 décès suite aux maladies de l'appareil circulatoire

Le taux de mortalité proportionnelle (TMP) due aux maladies de l'appareil circulatoire =
Nombre de décès dus aux maladies de l'appareil respiratoire en 2020 divisé par le nombre total de décès enregistrées en 2020 X 100

TMP par Maladies Cardiovasculaire = 11227 / 57097 x 100 = **19,66%**

TMP par Maladies infectieuses = 1586 / 57097 x 100 = **2,78 %**

TMP par Tumeurs = 4646 / 57097 x 100 = **8,13%**

Taux de mortalité maternelle = Nombre de décès féminins pour causes puerpérales pendant l'année sur le Nombre de naissances vivantes pendant l'année*100 000.

TMM = 582 (2001) à 464 / 100 000 (2006), 325 /100 000 (EDSM 2023-2024)

Taux de mortalité néonatale = Nombre décès d'enfants 0 à 28 j / Nombre de Naissances vivantes * 1000 (Précoce – Tardif)

En 2001 = 68 ‰ dont (79,7 ‰ pour les Masculin et 56,2 ‰pour les Filles

= 115,2‰ à 1ère Naissance 68,8 ‰ à partir du 7ème enfant

En 2006 : 46‰ : 88 ‰ à 1ère Naissance 69 ‰ à partir du 7ème enfant

En 2023-2024 : 29 ‰ (EDSM 2023-2024)

Taux de mortalité post-néonatale =
Nombre de décès d'enfants entre 1 mois (28 j) et un an/Nombre de Naissances vivantes * 1000

En 2001 = 56,7 ‰ pour les Garçons et 59,4 ‰ pour les filles

= 64,7 ‰ à 1ère Naissance et 67,3 ‰ à partir du 7ème enfant

En 2006 : 46 ‰ ; 64 ‰ à 1ère Naissance 60 ‰ à partir du 7ème enfant

Taux de mortalité périnatal ou Mortinatalité =Nombre de morts fœtale tardives (28 semaines et plus de gestation) + Nombre de morts néonatales précoces (0-7 j) pendant l'année / Nombre de naissances vivantes + Nombre de morts fœtales tardives * 1000

National (2001) = **50,2** ‰, Rural=50,7 ‰, Urbain =48,8 ‰

Bamako = 49,1‰, Kayes = 63,9 ‰, Ségou =38,4‰

La mortalité anténatale comprend :

- **L'avortement** pouvant être :

- **Embryonnaire** = Mort **in-utero** entre la période de **conception** et le **3ème mois** de grossesse
- **Fœtal** = Mort in-utero entre le **3ème mois** et le **6ème mois** de grossesse

- **la mortalité fœtale tardive** ou expulsion fœtale = Mort fœtale entre le **6ème mois** et la **naissance** (9ème mois).

Taux de mortalité Infantile = Nombre de décès d'enfants de moins d'1 an pendant l'année / Nombre de naissances vivantes * 1000

En 2001 = **113** ‰

En 2006 = **96** ‰, Rural: 122 ‰, Urbain: 83 ‰ , Bamako: 66 ‰

En 2018 = **54** ‰ (EDSM VI, 2018 , p 48)

En 2023-24 : **52** ‰ (EDSM 2023-2024)

Taux de mortalité Juvénile = Nombre de décès d'enfants entre 1 et 5 ans pendant l'année sur le Nombre de naissances vivantes * 1000

En 2001 = **116** ‰

En 2006 = 105 ‰ , Rural: 128 ‰, Urbain : 82 ‰, Bamako: 45 ‰

Taux de mortalité infanto-juvénile = Nombre de décès d'enfants entre 0 à 5 ans pendant l'année / Nombre de naissances vivantes * 1000

En 2001 : 229 ‰

En 2006 : 191 ‰, Rural=234 ‰, Urbain =158 ‰, Bamako: 108 ‰

En 2018 : 101 ‰, (EDSM, VI, 2018, p 213)

En 2023-2024 : **87** ‰ (EDSM, VIII, 2023-2024)

Durant les cinq dernières années, sur 1 000 naissances vivantes au Mali, 54 enfants sont morts avant d'atteindre leur premier anniversaire (mortalité infantile), 33 sont décédés dans le premier mois de vie (mortalité néonatale). Un enfant sur 10 meurt avant d'atteindre l'âge de 5 ans soit 101 décès pour 1 000 naissances vivantes (mortalité infanto-juvénile).

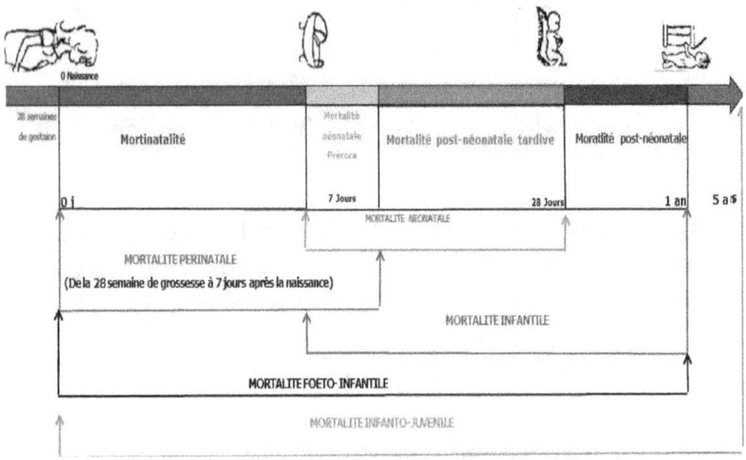

Figure 10 : Schéma des différentes formes de mortalité chez l'enfants de moins de 5 ans

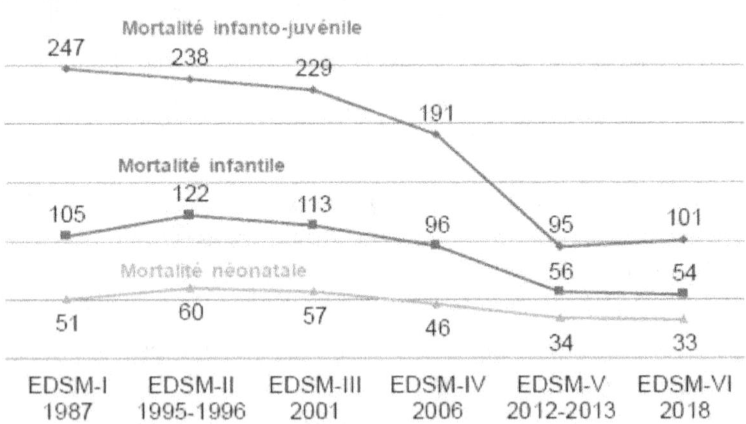

Figure 11 : Evolution des décès pour 1000 naissances vivantes des enfants de moins de 5 ans.

Taux de létalité

Le taux de létalité représente la part des décès due à une maladie donnée parmi les malades atteints de cette maladie.

Taux de létalité par cause

C'est le nombre de décès liée à une maladie parmi les personnes atteintes de la même maladie.

Taux de létalité par malnutrition = Nombre de décès parmi les malnutris sur le nombre total de malnutris X 100

Exemple : Dans le camp de réfugiés maliens à M'Bera en Mauritanie, qui comptait 18 000 personnes en 2021, on a enregistré durant la même année 184 décès. On a observé également que 12 900 cas de paludisme ont été enregistré durant l'année dont 44 décès.

Supposant que la population du camp reste stable on calcule :

- **Taux de mortalité brute** = 184/18000*1000 = 10,2 **‰** personnes

- **Taux de mortalité spécifique au paludisme** = 44/18000*1000= **2,4‰** personnes

- **Taux de létalité due au paludisme** = 44/12900 = **0.34%**

- **Taux de Mortalité proportionnelle due au paludisme** = 44/184=**23,9%.**

Esperance de vie à la naissance

L'évolution de l'espérance de vie à la naissance du Mali est passé de 23 ans en 1960 à 59 ans en 2021 pour atteindre 60,5 ans en 2022 (*DNH, 2023*). Cette espérance de vie s'établie à 62,2 ans pour les Femmes et à 58,8 ans pour les Hommes (DNH, 2023).

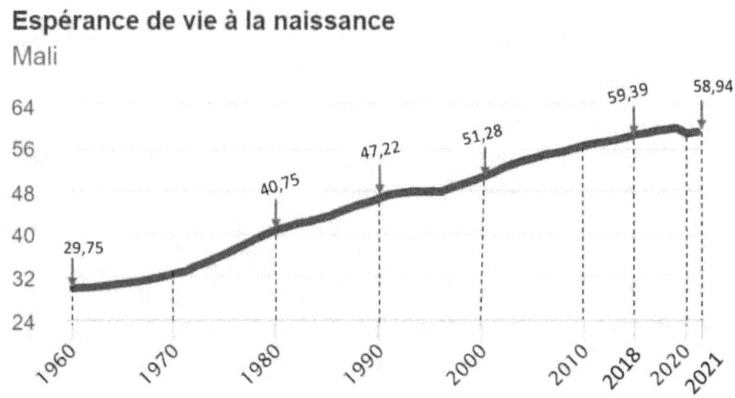

Source : DNH, 2023

Figure 12 : Evolution de l'espérance de vie à la naissance au Mali de 1960 à 2021.

Taux de fertilité ou de fécondité (naissances par femme)

Le taux de fertilité ou taux de fécondité est le nombre moyen d'enfants qu'ont les femmes d'un pays au cours de leur vie, entre 15 et 49 ans (période de fécondité de la femme) .

Le Mali fait partie, avec ses voisins sahéliens, des pays africains où la transition de la fécondité n'a pas débuté. Les enquêtes démographiques et de santé réalisées au cours des quinze dernières années rendent compte d'un niveau de fécondité remarquablement stable, de l'ordre de 6,8 enfants par femme (19).

Au Mali, selon l'EDSM de 2018, une femme a, en moyenne, 6,3 enfants à la fin de sa vie féconde. La fécondité est passée de 7,1 enfants par femme en 1987 à 6,3 en 2018. Le nombre moyen d'enfants varie sensiblement selon le milieu de résidence ; les femmes en milieu rural ont, environ, deux enfants de plus que les femmes en milieu urbain (6,8 contre

4,9 enfants par femme). La fécondité varie également selon la région, passant de 3,6 enfants par femme dans la région de Kidal et 4,8 enfants par femme à Bamako à 7,3 enfants par femme dans la région de Tombouctou. La fécondité est plus faible quand le niveau d'instruction augmente. Les femmes ayant un niveau d'instruction secondaire ou plus ont, en moyenne, 4,5 enfants contre 6,8 enfants pour celles sans instruction. La fécondité varie aussi selon le niveau de vie du ménage. Les femmes des ménages du quintile le plus bas ont, en moyenne, 7,5 enfants contre 4,6 enfants pour celles du quintile le plus élevé.

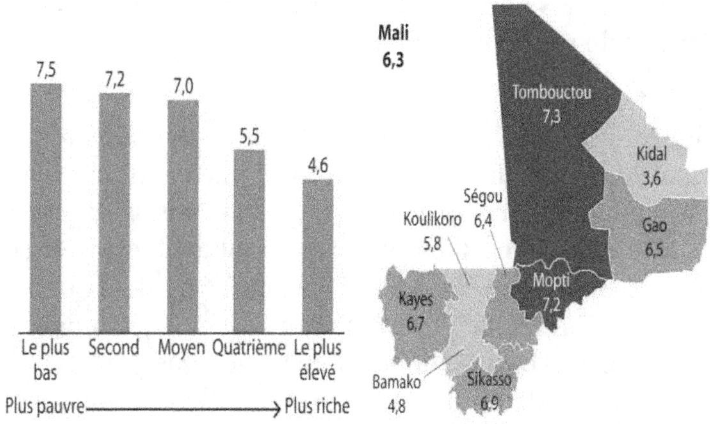

Figure 13 : Niveau d'Instruction par région et quintile de richesse au mali (EDSM, 2018)

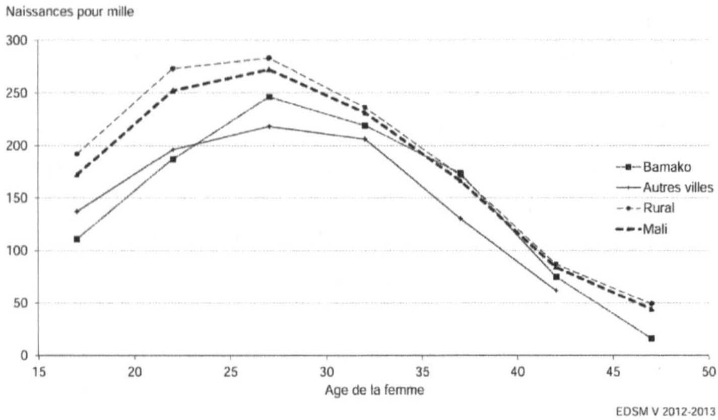

Graphique 3 : Taux de fécondité général par âge selon le milieu de résidence au Mali.

L'Infertilité

En Afrique, la première cause d'infertilité chez les femmes, ce sont les trompes bouchées en raison d'infections sexuellement transmissibles mal soignées, d'avortements pratiqués hors milieu médical ou d'accouchements qui se font encore dans des conditions génératrices d'infections. Chez les hommes les causes d'infertilité peuvent être liées à environnement (pollution, exposition à des produits toxiques), mais surtout aux causes infectieuses qui jouent un rôle important dans la mauvaise qualité de leur sperme : Au Mali, l'azoospermie touche près de 12 % d'hommes (21). L'infertilité est un problème de santé publique au Mali. On estime que 15 à 17 % des couples sont concernés. Les femmes aussi bien que les hommes sont concernés (21).

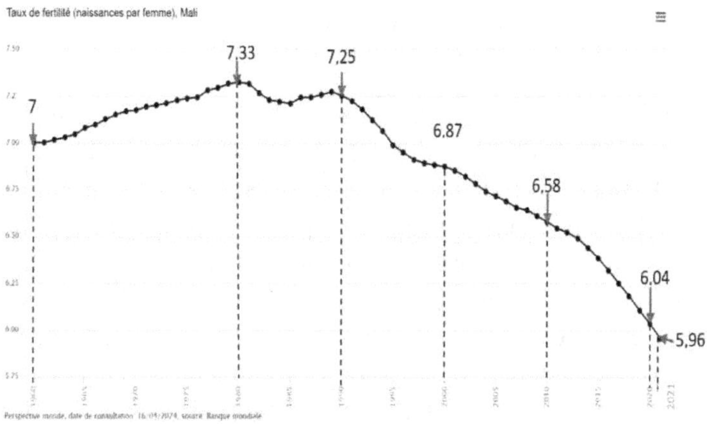

Figure 14 : Evolution du taux de fertilité au Mali de 1960 à 2021

Taux de stérilité primaire d'une population
Le taux de stérilité primaires est le **n**ombre de femmes mariées sans enfants durant 2 ans après leur mariage dans une population rapporté au nombre total de femmes mariées dans la même population multiplié par le facteur 100.

Taux de stérilité secondaire d'une population
Le taux de stérilité secondaire dans une population données est égal au nombre de femmes mariées sans enfants depuis plus de 5 ans dans une population donnée rapporté au nombre total de femmes mariées dans la même population * 100.

INDICATEURS DE L'ÉTAT NUTRITIONNEL

L'état nutritionnel des populations les plus fragiles notamment les femmes et les enfants constituent les critères importants de l'état de santé d'une population. Leur évaluation concerne habituellement les enfants de moins de 5ans, les femmes en âge de procréer en particulier les adolescentes. Les adultes et les personnes âgées peuvent également faire l'objet d'une évaluation de leur état nutritionnel en vue d'une éventuelle prise en chargé alimentaire et nutritionnelle.

L'Anthropométrie est la mesure du corps humain. Les mesures anthropométriques sont utilisées pour évaluer l'état nutritionnel des individus et des groupes de population, mais aussi comme critères d'éligibilité pour les programmes d'aide alimentaire. Les mesures anthropométriques communes sont la taille, le poids et le périmètre brachial (PB). Certaines mesures sont présentées sous forme d'indices, notamment le poids pour taille (PPT) pour déterminer l'émaciation ou malnutrition aigüe ; la taille pour âge (TPA) pour le retard de croissance ou malnutrition chronique ; le poids pour âge (PPA) pour l'insuffisance pondérale ou malnutrition globale ; le périmètre brachial (PB) ou Body Masse Index (BMI) pour âge et l'indice de masse corporelle (IMC) pour âge.

Chaque indice est enregistré comme un z-score* qui décrit dans quelle mesure et dans quelle direction la mesure anthropométrique d'un individu dévie de la moyenne pour son sexe selon les normes de l'OMS de 2006 en matière de croissance des enfants. Les mesures PB sont comparées aux limites recommandées qui s'appliquent à tous les enfants âgés de 6 à 59 mois. Le z-score ou la mesure PB d'un individu permet de classer la malnutrition du petit garçon ou de la petite fille. Un z-score moyen peut également être calculé afin de déterminer l'état nutritionnel d'un groupe de la population.

En 2006, l'OMS a élaboré une table anthropométrique pour les enfants de moins de 5 ans à partir d'une enquête internationale à partir d'un échantillonnage prenant en compte les différents enfants des différents continents. Ces enfants exclusivement nourris au sein ont fait l'objet d'un suivi rigoureux de leur croissance jusqu'à l'âge de 5 ans, établissant ainsi la Norme anthropométrique OMS, 2006. Cette nouvelle norme internationale remplace d'ancienne norme

NCHS/CDC/OMS[1] de 1974 qui a suivi les enfants jusqu'à l'âge de 15 ans, mais ces enfants étaient exclusivement américains et nourris au biberon, ce qui ne reflétait pas nécessairement au plan anthropométriques les autres enfants des autres continents.

Au niveau de la population, les indicateurs nutritionnels sont souvent exprimés en termes de prévalence (% de la population). Les médecins peuvent utiliser les informations ci-dessous, en combinaison avec les données de tendance, les facteurs contextuels locaux et d'autres informations sanitaires et nutritionnelles, afin de comprendre l'ampleur du problème nutritionnel d'une population donnée.

Tableau I : Classification des différentes formes de malnutrition selon leur degré de sévérité

	Faible	Moyen	Élevé	Très élevé
% de retard de croissance (TPA < -2 z-score)	< 20	20–29	30–39	≥ 40
% d'insuffisance pondérale (PPA < -2 z-score)	< 10	10–19	20–29	≥ 30
% d'émaciation (PPT < -2 z-score)	< 5	5–9	10–14	≥ 15

Source: OMS (1995).

Remarque : Il n'existe aucune classification internationale fondée, permettant d'indiquer la portée au niveau santé publique de la prévalence de l'œdème bilatéral prenant le godet ou de la suralimentation (source : *Fantaprojet.org*, février 2021 ; 22).

[1] **NCHS** : National Center for Health ans Statistiques ; **CDC** : Center For Deaseas Contrôle ; **OMS** : Organisation Mondiale de la Santé

TERMINOLOGIE COURANTE RELATIVE À LA NUTRITION

La malnutrition se produit lorsque l'apport alimentaire d'un individu n'est pas équilibré par rapport à ses besoins nutritionnels. La malnutrition comprend la dénutrition et la suralimentation. La dénutrition est définie comme un manque de nutriments causé par une maladie ou un apport alimentaire inadéquat. Elle présente plusieurs conditions, notamment la malnutrition aiguë où émaciation, la malnutrition chronique où retard de croissance, la malnutrition globale ou insuffisance pondérale et la carence en micronutriments. La suralimentation se produit lorsque le corps reçoit plus de nutriments que ce dont il a besoin. Les conditions de la suralimentation comprennent le surpoids et l'obésité.

- **La malnutrition aiguë modérée (MAM)** est identifiée comme étant une émaciation modérée (indice P/T < -2 z-score et ≥ -3 z-score pour les enfants de moins de 5 ans ou PB < 125 mm et ≥ 115 mm pour les enfants de 6-59 mois).

- **La malnutrition aiguë sévère (MAS)** est identifiée comme étant une émaciation sévère (indice P/T < -3 z-score pour les enfants de moins de 5 ans ou PB < 115 mm pour les enfants de 6-59 mois) ou la présence d'un œdème bilatéral prenant le godet.

- **La malnutrition aiguë (MA)** représente la prévalence de la MAM et de la MAS dans une population ((indice P/T < -2 z-score ou PB < 125 mm)

- L'IMC est calculé en tant que poids (kg)/longueur ou taille (m^2). L'IMC est utilisé pour les populations adultes et l'IMC pour âge est utilisé pour les enfants et les adolescents.

La sous-alimentation est un indicateur au niveau de la population, qui compare la disponibilité calorique par habitant aux exigences caloriques minimales. La FAO estime la prévalence de la sous-alimentation en fonction de la quantité de nourriture disponible dans le pays et l'étendue de l'inégalité dans l'accès à la nourriture. La sous-alimentation n'est pas un indicateur anthropométrique.

Tableau II : Classification des différentes formes de malnutrition

DÉFINITION	INDICE ou MESURE	MODÉRÉ	SÉVÈRE
Un retard de croissance reflète une malnutrition chronique			
Longueur ou taille* inadéquate par rapport à l'âge	TPA	< -2 et ≥ -3 z-score	< -3 z-score
Insufficance pondérale reflète une malnutrition chronique et une malnutrition aiguë			
Poids inadéquat par rapport à l'âge	PPA	< -2 et ≥ -3 z-score	< -3 z-score
L'émaciation reflète une malnutrition aiguë			
Poids inadéquat par rapport à la longueur ou à la taille*	PPT	< -2 et ≥ -3 z-score	< -3 z-score
Tissu musculaire et stocks graisseux inadéquats dans le corps	PB (6–59 mois)	< 125 mm et ≥ 115 mm	< 115 mm
	PB pour âge (3–59 mois)	< -2 et ≥ -3 z-score	< -3 z-score
Un œdème bilatéral prenant le godet reflète une malnutrition aiguë sévère			
Une accumulation de fluide qui commence dans les deux pieds et qui peut progresser vers d'autres parties du corps		Tout œdème bilatéral prenant le godet indique une malnutrition aiguë sévère.	
Suralimentation		surpoids	obésité
Accumulation excessive de graisse présentant un risque pour la santé	PPT IMC pour âge	> +2 et ≤ +3 z-score	> +3 z-score

* Les enfants de moins de 2 ans sont mesurés couchés (longueur) et les enfants âgés de 2 à 5 ans sont mesurés debout (taille).

Source : Fantaprojet.org, 22.

INDICATEURS D'UTILISATION

Taux d'utilisation de la consultation Curative (CC) = Nombre de Nouvelle Consultations Curatives / Population totale * 100

Taux d'utilisation de la CC Pédiatrique = Nombre de Nouvelle CC d'enfants de 0 -14 ans /Pop totale * 100

Taux d'utilisation du PEV = Nombre de doses administrées de DTC 1/ Population cible d'enfants de moins de 5 ans * 100

Taux de couverture par antigène = Nombre de doses administrées par antigène sur la population cible * 100.

Taux de CPN = Nombre de Nouvelle CPN/Nombre de Naissances attendues * 100

Taux d'accouchements assistés = Nombre d'accouchements assistés par 1 agent qualifié/Nombre de Naissances attendues * 100

Taux d'acceptation de la PF = Nouvelles acceptantes de Planification Familiale au cours de l'année/ Population cible (FAP) * 100

Taux de prévalence contraceptive = Nombre d'utilisatrices d'une méthode de Planification familiale sur la population cible (FAP) * 100.

Indice d'assiduité aux CPN = Nombre total de Consultations prénatales sur le Nombre de Nouvelle Consultations prénatales

Coût moyen de l'ordonnance = Coût total des ordonnances délivrées durant une période donnée sur le Nombre d'ordonnances délivrées pendant cette période * 100

Indice de disponibilité des Médicaments Essentiels = Nombre de molécules disponibles x Nombre de jours sans rupture de stock / Nombre de molécules x Nombre de jours de la période *pour 100.

Si l'Indice de disponibilité en médicaments essentiels (ME) est annuel, le Nombre de jours de la période est de 365 jours.

INDICATEURS DE RESSOURCES

Les indicateurs de ressources ou Indicateurs de structure, prennent en compte les ressources humaines, physiques et financières.

Ratio personnel par habitant :

Nombre de médecin/population ; Nombre d'Infirmiers / Habitant ; Nombre de Sage-Femme / Habitant ; Nombre de d'infirmiers par habitants ; Nombre de chirurgiens / habitant etc.. ;

Le mode de calcul, consiste à faire le rapport entre le nombre de praticiens sur la population totale à couvrir

Ex : Ratio pédiatres / habitants = Nombre de Pédiatre sure la Population totale

Au Mali, en 2022 pour une population de 21 895 074 habitants, il y a 6 agents de santé pour 1000 habitants, avec disparités énormes. A Bamako, il y a 14 agents de santé pour 1000 habitants, suivi de Ménaka (13/1000) et Kidal (12/1000), par contre, Tombouctou ne compte que 2 agents de santé pour 1000 habitants (20, *Annuaire Statistique 2022 de la DNRH, Mars 2023)*.

Selon l'annuaire statistique des ressources humaines du secteur de la santé, du développement social et de la promotion de la famille de 2022, (*20*) le Mali avec une population de 21 895 074 habitants disposait 12944 agents du secteur de la santé dont 3 507 agents du secteur de la santé et de la promotion de la famille parmi lesquels il y a 2 336 médecins de la fonction publique et 1 171 médecins du privé. Les Sages femmes quant à elles sont au nombre de 1629 dont 1565 de la fonction publique, 1652 infirmières obstétriciennes et 14 81 assistants médicaux, tous de la fonction publique.

Sur cette base le ratio du nombre de médecins par habitant est de, un médecin pour 6243 habitants, d'une sage-femme et infirmière obstétricienne pour 6673 habitants et d'un infirmier pour 3557 habitants, ce qui est loin des normes de l'OMS de 1 médecin pour 5 000 habitants, soit un écart de – 1243 habitants, de -1673 pour les sage-femmes et infirmières obstétriciennes, par contre pour les infirmiers, il y a un dépassement de 1443 habitants par infirmier. Les nomes actuellement recommandées par l'OMS étant de 23 professionnels de santé pour 10 000 habitants est loin d'être atteint (*Annuaire Statistique 2022 de la DNRH, Mars 2023*) et de 7 agents de santé pour 10 000 habitants selon les projections du PRODESS 2023 ne sont pas encore atteintes avec 6 agents de santé pour 10 000 habitants pour le Mali en 2022.

Au rythme actuel (taux de couverture actuel 82,5% avec une progression de 1,7%/an), le Mali ne pourra malheureusement pas atteindre l'ODD6 en 2030 en matière d'eau potable. Il en est de même pour l'assainissement, (taux de couverture actuel 45,4% avec une progression de 1,5%/an) et pour l'hygiène, une forte régression a été observé dans le milieu urbain (cause probable : déplacés du Nord et Centre du pays). Ainsi donc, si le Mali veut réellement atteindre l'ODD 6, il est impératif d'accélérer et d'assurer une action immédiate et intégrée pour améliorer rapidement les progrès de l'ODD 6 - « **assurer la disponibilité et la gestion durable de l'eau et de l'assainissement pour tous d'ici 2030** ».

Ratio équipement par habitant

Cet indicateur permet de mettre en lumière les capacités des structures de santé à assurer correctement la prise en charge médicale des patients en termes de confort par la disponibilité, mais aussi l'utilisation des équipement médicaux, et des infrastructures mises en place pour l'offre de soins de santé de qualité.

Ces indicateurs font référence à la disponibilité d'infrastructures aux normes et bien entretenues pour la prise en charge adéquate des malades. Par exemple, il peut s'agir du nombre de salles d'hospitalisation par malade ou par habitants ; nombre de salles climatisées par habitant, nombre de lits d'hospitalisation par habitants, nombre d'échographe par habitant, nombre de malades hospitalisés par salle. Il peut s'agir également de calculer le taux d'occupation des lits en termes de nombre de jours d'hospitalisation par pathologie etc...

RÉFÉRENCES

1. **Gazaban M, Duffour J, Fabbro-Peray P**. Santé Publique, connaissances et pratiques, abrégé, 5ème Edition Masson, p 29.

2. **Brian MacMahon,, Thomas F Pugh.** In François Davis, Jacques DRUCKER, Alain MOREN, Epidémiologie d'intervention, Edition ARNETTE, 1992, p1.

3. **Françoise Jauzein, Geralt, Pixabay**. Les différents types d'épidémiologie in Comité éditorial pédagogique de l'UVMaF, Université Médicale Virtuelle Francophone, 2011-2012 in *http://campus.cerimes.fr/maieutique/UE-sante-publique/epidemiologie/site/html/cours.pdf*,

4. **Académie de médecine (2022).** In https://planet-vie.ens.fr/santé/épidemiologie/différents types d'études/consulté le 26 janvier 2024.

5. **Pascal Combemorel, Bonita et al**. Les enquêtes analytiques, OMS, 2010

6. **Mehta N, Preston S**. (2012). Continued Increases in the Relative Risk of Death From Smoking. *American Journal Of Public Health*, 102, 2181-2186. In *http://doi.org/10.2105/AJPH.2011.300489*

7. **Goldberg M, Hourani I, Cyr D, Guégen A, & Zins M**. (2016). Utilisation de la cigarette électronique et du tabac : premières données de la cohorte Constances, France, 2014. *Bulletin Épidémiologique hebdomadaire*. Consulté in*http://beh.santepubliquefrance.fr/beh/2016/15/2016.html (Originalwork published may)*

8. **Mehta N, & Preston S**. (2012). Continued Increases in the Relative Risk of Death From Smoking. *American Journal Of Public Health*, 102, 2181-2186. http://doi.org/10.2105/AJPH.2011.300489 (Original work published nov)

9. **Franceschi S, Levi F, La Vecchia C, Conti E., Dal Maso L., Barzan L., & Talamini R.** (1999). Comparison of the effect of smoking and alcohol drinking between oral and pharyngeal cancer. *International Journal Of Cancer*, 83, 1-4. http://doi.org/

10. **Voysey M**. (2021). Safety and efficacy of the ChAdOx1 nCoV-19 vaccine (AZD1222) against SARS-CoV-2: an interim analysis of four randomised controlled trials in Brazil, South Africa, and the UK. *The Lancet*, 397, 99-111. http://doi.org

11. **Guyatt G., Cairns J., Churchill D., Cook D., Haynes B., Hirsh J**., al. al. (1992). Evidence-Based Medicine: A New Approach to Teaching the Practice of Medicine. *Jama*, 268, 2420-2425. *http://doi.org*

12. **UVMaF C.** (2011). L'épidémiologie - Cours. Université Médicale Virtuelle Francophone. Consulté à l'adresse *http://campus.cerimes.fr/media/campus/deploiement/maieutique/UE-sante-publique/epidemiologie/site/html*

13. **Guide méthodologique** : Méthodes quantitatives pour évaluer les interventions visant à améliorer les pratiques, HAS (Haute autorité de Santé), 2007, in *https://www.has-sante.fr/upload/docs/application/pdf/eval_interventions_ameliorer_pratiques_guide.pdf*.

14. **Unicef**,2008, Taux de scolarisation au niveau de l'enseignement fondamental

15. **INSAT**, 2022, Taux brut d'alphabétisation, 2021.

16. **Banque Mondiale**, 2006, Accès à l'eau potable

17. **WHO, UNICEF, IRC**, Mali. Fiche synthétique de la situation de l'eau potable, de l'hygiène et de l'assainissement au Mali, sur la base de données JMP 2020 publiées en 2021, in

https://www.ircwash.org/jmp.mali/2020, consulté le 15 avril 2024).

18. **Mali,** Synthèse rapport de Suivi des OMD, Novembre 2007, 14p.

19. **Banque Mondiale**. *https://perspective.usherbrooke.ca/bilan/servlet/BMPays/MLI*, consulté le 15 avril 2024

20. **MSDS, MPFEF, CPS** secteur Santé. Annuaire statistique 2022 des ressources humaines du secteur de la santé, du développement social et de la famille, DRH, 7ème Edition, Mars 2023, 143 p.

21. **AlloDocteursAfrica**, in https://www.allodocteurs.africa/les-maliennes-stigmatisees-a-cause-des-problemes-de-fertilite-7724.html, consulté le 16 avril 2024.

22. **USAID, FANTA III, fhi360,** Anthropométrie : enfants de moins de 5 ans, in fantaproject.org, publié le 21 février 2021, 2p.

23. **Coughlin SS, BeauchampTL.** Ethics and épidémiology, *AM J Epidemiol.*, 1996:44 (6): 599-602

24. **Chirom RK, Thokchoù S, Gaidhane A.** Ethical Issues in epidemiologic studies, Int J *Clin Biomed Res.* 2018; 4 (4) 31-35

25. **Gostin LO.** Ethical Issues in epidemiologic research and public health practice, *Public Health Rep*, 2006; 121 (6)593-595.

26. **KASS NE.** An ethics frameworok for public health, Am J Public Health, 2001; 91 (11): 1776-1782.

27. **Council For International Organizations of Medical Sciences (CIOMS).** International ethical guidelines for health-related research involving humans. Geneva, CIOMS, 2016.

28. **National Commission for the protection of human Subjects of Biomedical and Behavioral Research.** The Belmont Report, Washington (DC): US Gouvernement Printing Office; 1979.

Table des matières

PRÉFACE 9

SIGLES ET ABRÉVIATIONS 11

CHAPITRE I : MÉTHODES DE RECHERCHE EN SANTÉ PUBLIQUE 13

LES MÉTHODES DE RECHERCHE SCIENTIFIQUES 13

Définition de la recherche 13

But et Mode de la Connaissance scientifique 13

LES GRANDES ÉTAPES DE LA RECHERCHE SCIENTIFIQUE 14

1. L'observation 14

2. L'élaboration d'une hypothèse 15

3. La conduite d'une expérience 15

4. La récupération des données 16

5. L'interprétation des données 16

6. La conclusion et la publication d'articles 16

7. Le partage des résultats avec la communauté scientifique 17

8. Répéter l'expérience (si nécessaire) 17

Éthique et recherche en Santé Publique 18

CATÉGORIES DE RECHERCHES 21

LA RECHERCHE EMPIRIQUE ET LA RECHERCHE THÉORIQUE 21

LA RECHERCHE FONDAMENTALE ET LA RECHERCHE APPLIQUÉE 22

LA TRIANGULATION DE LA RECHERCHE EN MATIÈRE DE SANTÉ. 23

LES FONDEMENTS SCIENTIFIQUES DE LA RECHERCHE (1). **23**

Les principes des études scientifiques 24

Le Plan d'étude. 28

CHAPITRE II : PLANIFICATION ET GESTION DE LA RECHERCHE **31**

LE PROGRAMME DE RECHERCHE **31**

LE PLAN DE TRAVAIL **32**

CHERCHEUR OU L'ÉQUIPE DE RECHERCHE **32**

EXÉCUTION DE LA RECHERCHE. **33**

CHAPITRE III : TYPOLOGIE DES ENQUÊTES ÉPIDÉMIOLOGIQUES **35**

DÉFINITION DU CONCEPT **35**

DIFFÉRENTS TYPES D'ÉTUDES EN ÉPIDÉMIOLOGIE ET MODE D'EXPRESSION DES RÉSULTATS **37**

LES ÉTUDES OBSERVATIONNELLES 38

LES ÉTUDES DESCRIPTIVES 38

Les enquêtes exhaustives 38

Études transversales 39

Études longitudinales 40

Études semis-longitudinales ou transversales répétées 40

Expression des résultats 41

LES ÉTUDES ANALYTIQUES OU ÉTIOLOGIQUES 43

Études de cohortes de type « exposés / non-exposés » 43

Les études cas-témoins 49

ÉTUDES D'INTERVENTION OU EXPÉRIMENTALES **54**

LES MÉTA-ANALYSES **58**

LE NIVEAU DE PREUVE EN ÉPIDÉMIOLOGIE **59**

CHAPITRE IV : INDICATEURS DE SANTÉ D'UNE POPULATION **61**

DÉFINITIONS **61**

INTÊRET DES INDICATEURS **62**

OUTILS DE CALCULS ET MODE D'EXPRESSION DES INDICATEURS **62**

Mode d'expression des indicateurs de santé 63

Critères de choix des Indicateurs (OMS) 67

LES DIFFÉRENTS TYPES D'INDICATEURS **68**

INDICATEURS DÉMOGRAPHIQUES 69

Indicateurs de fécondité et de natalité 73

Taux d'alphabétisation 77

Accessibilité à l'eau potable 77

Accessibilité à des installations sanitaires d'évacuation des excréments 78

INDICATEURS ÉCONOMIQUES **81**

Taux de pauvreté 81

Le produit intérieur brut (PIB) 81

INDICATEURS ÉPIDÉMIOLOGIQUES **83**

Indicateurs de morbidité : 84

Indicateurs de mortalité **86**

Taux de fertilité ou de fécondité (naissances par femme) 94

INDICATEURS DE L'ÉTAT NUTRITIONNEL 97

INDICATEURS D'UTILISATION **102**

INDICATEURS DE RESSOURCES **103**

RÉFÉRENCES **107**

Table des matières **111**

Structures éditoriales du groupe L'Harmattan

L'Harmattan Italie
Via degli Artisti, 15
10124 Torino
harmattan.italia@gmail.com

L'Harmattan Hongrie
Kossuth l. u. 14-16.
1053 Budapest
harmattan@harmattan.hu

L'Harmattan Sénégal
10 VDN SICAP AMITIE 3
BP 45034 Dakar-Fann
direction@senharmattan.com

L'Harmattan Cameroun
Tsinga/Derrière polyclinique FECAFOOT
BP 11486 Yaoundé
Jacques.koukam@harmattan.fr

L'Harmattan Burkina Faso
Villa 281, secteur 23 623, rue 14.32
Ouagadougou
zagbie@outlook.fr

L'Harmattan Guinée
Almamya, rue KA 028 OKB Agency
BP 3470 Conakry
harmattanguinee@yahoo.fr

L'Harmattan RDC
185, avenue Nyangwe
Commune de Lingwala – Kinshasa
matangilamusadila@yahoo.fr

L'Harmattan Congo
219, avenue Nelson Mandela
BP 2874 Brazzaville
deunovmikhael@gmail.com

L'Harmattan Mali
Immeuble Mgr Jean Marie Cissé
Aci Hamadallaye
BP 145 Bamako
syllaka@yahoo.fr

L'Harmattan Togo
Djidjole – Maison Amela
face EPP BATOME
02 BP 20680 Lomé
didieramela11@gmail.com

L'Harmattan Côte d'Ivoire
Résidence Karl – Cité des Arts
Abidjan-Cocody
03 BP 1588 Abidjan
harmattan.ivoire@gmail.com

L'Harmattan Bénin
Rue 604, (Immeuble à l'entrée
de la rue UCAO- Cite de Saint-Jean)
Cotonou
stepcorpus@gmail.com

Nos librairies en France

Librairie internationale
16, rue des Écoles
75005 Paris
librairie.internationale@harmattan.fr
01 40 46 79 11
www.librairieharmattan.com

Librairie des savoirs
21, rue des Écoles
75005 Paris
librairie.sh@harmattan.fr
01 46 34 13 71
www.librairieharmattansh.com

www.ingramcontent.com/pod-product-compliance
Lightning Source LLC
LaVergne TN
LVHW051404061026
849535LV00009B/3357
* 9 7 8 2 3 3 6 6 0 7 0 1 6 *